Mucuna contra a doença de Parkinson.

Tratamento com levodopa natural

Dr. Rafael González Maldonado

Mucuna contra a doença de Parkinson.

Tratamento com levodopa natural

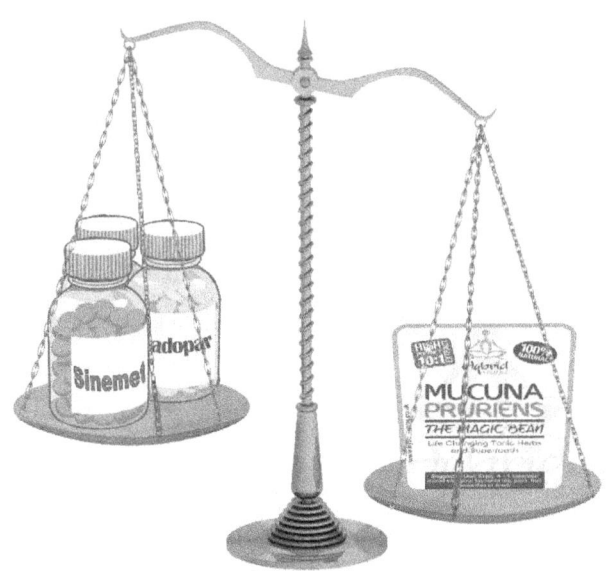

Dr. Rafael González Maldonado

TÍTULO: *Mucuna contra a doença de Parkinson.*
SUBTÍTULO: *Tratamento com levodopa natural.*

AUTOR: **Rafael González Maldonado**

Página de rosto: Julio González Valverde.
Ilustrações: Claudia González Durán.
Fotografia: Carlos González Durán

Edição: Amazon (CreateSpace).

Compras on-line: www.amazon.com

1ª edição: Espanhol (Julho de 2014), Inglês (Setembro de 2014), Português (Novembro de 2015).

ISBN 10: 151772502X
ISBN 13: 978-1517725020

AVISO: *AVISO: Os conceitos e dados deste livro não são sugestões ou conselhos médicos, mas estão sujeitas a erros ou suposições questionáveis, e devem ser sempre verificado com critério médico. Esta informação não é específico aconselhamento médico e apenas para tentar ajudar a esclarecer problemas de saúde; baseiam-se na análise de dados de investigação científica, padrões de práticas históricas e experiência clínica. Não deve ser seguido por um paciente ou conhecido, sem consultar o médico assistente que tem que considerar cada caso, com a história, medicamentos e estado clínico do paciente e monitorar inconsistências ou erros na dose.*

WARNING: DISCLAIMER: The below uses are based on tradition, scientific theories, or limited research. They often have not been thoroughly tested in humans, and safety and effectiveness have not always been proven. Some of these conditions are potentially serious, and should be evaluated by a qualified healthcare provider. There may be other proposed uses that are not listed below.

A Leticia

*Era la sed y el hambre, y tu fuiste la fruta**

(Pablo Neruda)

♦ ♦ ♦

* Era a sede e a fome, e tu foste à fruta

5

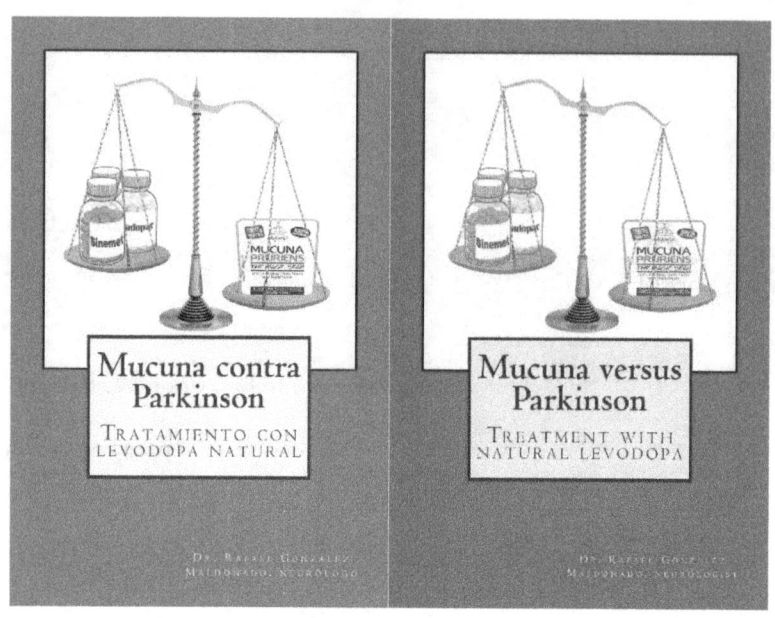

EDICÕES EM ESPANHOL E INGLÊS
(www.amazon.com)

Mucuna contra Parkinson: Tratamiento con levodopa natural.

Mucuna versus Parkinson: Treatment with natural levodopa

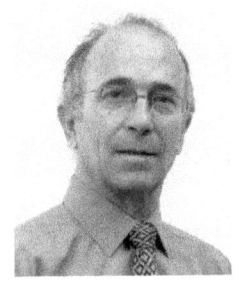 Dr. Rafael Gonzalez Maldonado é um neurologista com extenso currículo profissional: Doutor em Medicina, *Honorary Research Fellow* no Royal Free Hospital (Londres), Professor de Medicina, Chefe do Departamento de Neurologia do Hospital Universitário de Granada (1991-2005). Atualmente trabalha como neurologista na prática privada.

Ele tem escrito vários livros populares da doença de Parkinson: "*El extraño caso del Dr. Parkinson*", "*Tratamientos heterodoxos en la enfermedad de Parkinson*", "*Parkinson y estrés*", "*Conjeturas de un neurólogo que escuchó a mil parkinsonianos*" e numerosas publicações científicas.

Ele também editou textos bilíngües com tradução para o espanhol dos livros clássicos, em Inglês e Francês: "*An essay on the shaking palsy*" (Parkinson 1817), "*De la paralysie agitante*" (Charcot y Vulpian, 1862) y "*De la maladie de Parkinson*" (Denombré, 1880).

"***Mucuna contra a doença de Parkinson: tratamento com levodopa natural***" é até agora a monografia mais completa e atualizada sobre o assunto. Os abordagens teóricas e práticas da utilização desta planta como uma opção de tratamento para a doença de Parkinson são descritas. Estão incluídas e sintetizadas mais de cem referências.

SOBRE ESTA EDIÇÃO EM PORTUGUÊS

A idea desta edição de meu livro nasceu graças aos meus amigos Celso e Marli.

Através deles eu aprendi a beleza do idioma Português, a vastidão da Amazônia e a grandeza do Brasil.

Manaus, Novembro 2015.

EL AUTOR

CONTEÚDO

Introdução

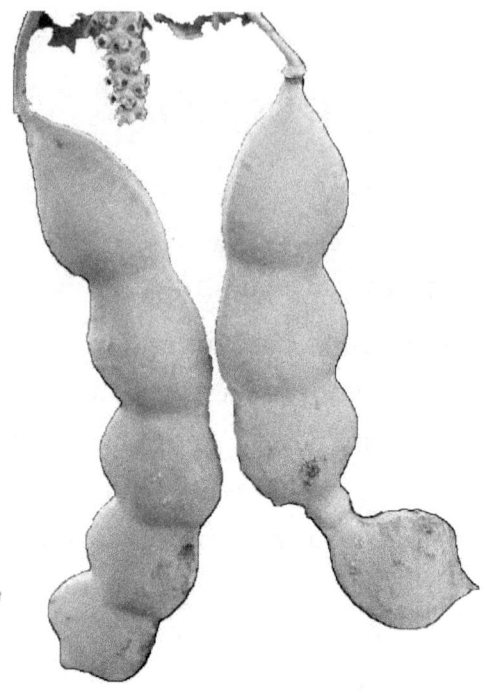

Mucuna é um feijão (Leguminosae) que cresce nos trópicos e contém levodopa natural em grandes quantidades. Mucuna pode melhorar muitas pessoas com a doença de Parkinson.

INTRODUÇÃO

Mucuna feijão é uma espécie dos trópicos que contén levodopa natural, que é melhor tolerada e mais potente que a levodopa sintética dos comprimidos de Sinemet, Prolopa ou Stalevo.

O extrato de sementes de mucuna é um bom tratamento da doença de Parkinson. Se ela não é mais generalizada é devido à ignorância dos médicos e pacientes, e porque parte da indústria farmacêutica ainda não tem interesse por várias razões. Mas em poucos anos irá estender o seu uso.

Estudos científicos já atestam isso e neurologistas muito famosos (Dr. Olanow e Dr. Lees) já têm patenteados métodos para extrair levodopa desta planta (na Alemanha e Estados Unidos).

No entanto, os pacientes falam sobre suas boas experiências com mucuna em fóruns, compram-la na Internet (sem receita médica) e tomam-la sem conhecimento de seus neurologistas. Nem os pacientes nem os médicos (a maioria) têm ideias claras sobre a planta, sobre seus substâncias (não só levodopa) ou sobre as proporções em que é absorvida.

Mucuna é usada sem controle e se não existem mais acidentes é porque é relativamente inofensiva (embora existam riscos se usada mal) e porque a maioria das cápsulas que são vendidas contem doses muito baixas, quase como uma dieta suplementar.

As vendidas com altas concentrações são perigosas, especialmente quando misturada com drogas anti-Parkinson. Cuidado com o que você compra, onde obtê-lo e qual a dose contém. E você nunca deve combinar medicamentos sem orientação médica.

Mucuna já não é um produto de herbalist ou Ayurveda. As alusões que fazemos para a medicina Hindu são históricas. Extratos das sementes ou folhas não são somente terapias alternativas, mas uma parte importante do tratamento da doença de Parkinson, hoje e nos próximos anos.

Nas fundações da mencionada patente do uso de extratos de mucuna no tratamento da doença de Parkinson é justificada *"para expandir a janela terapêutica de levodopa, atrasar a necessidade de combinar medicamentos, para uma melhoria dos sintomas mais rápida e mais duráveis e para diminuir os efeitos tóxicos da levodopa a curto e longo prazo"*.

A descrição completa de patente(2004039385 WO A2) com as bases científicas e literatura que a suportam estão disponíveis em:

http://PATENTSCOPE.wipo.int/Search/en/WO2004039385

É necessário conhecer a Mucuna, suas enormes vantagens e poucas desvantagens e, acima de tudo, aprender a usá-la corretamente para que possam beneficiar muitos (não todos) dos pacientes com doença de Parkinson.

Este é o objetivo deste livro.

Rafael González Maldonado.

Granada, Outono 2015.

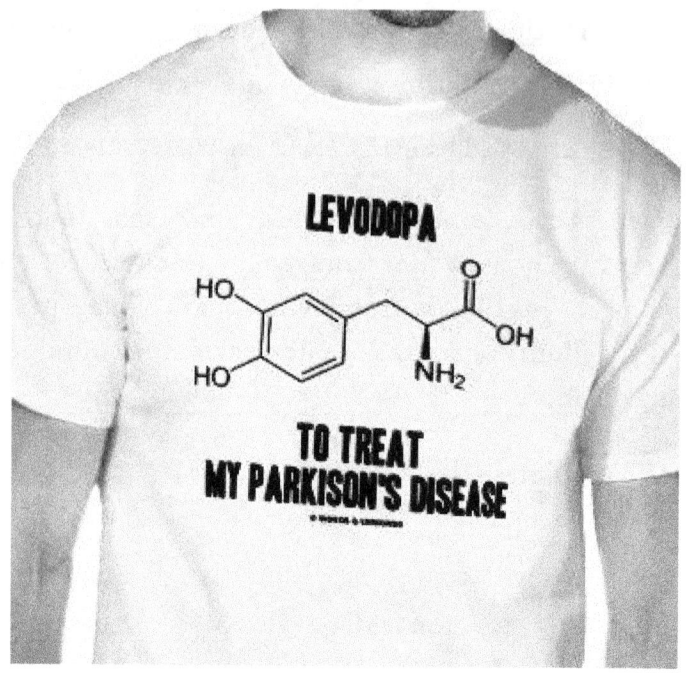

A LEVODOPA É O MELHOR TRATAMENTO

É uma substância natural que está na carne e em algumas plantas que usam-la para defender-se. Foi descoberta em feijãos por Guggenheim em 1913, e continua a ser o melhor tratamento para a doença de Parkinson.

1. Breve história da levodopa

Dr. Guggenheim sentiu náuseas, sua pulsação acelerarou e teve que vomitar; e achava isso foi porque ele tinha comido muitos feijões.

Ele teve a idéia de os analisar em seu laboratório e conhecia que tinha descoberto um novo aminoácido: a dihidroxifenilanina ou levodopa. [1] Ele podia verificar que é distribuída pela planta de forma irregular, mais nas vagens que nas sementes. O ano era 1913.

LEVODOPA TORNA DOPAMINA

Desde o ponto de vista biológico levodopa é aparentemente inativa.

O interesse aumentou quando, em 1938, foi descoberta a descarboxilase, uma enzima que converte a levodpa em dopamina, a primeira amina ativa na cadeia das catecolaminas.

O PARKINSONIANO TEM POUCA DOPAMINA

Hornykiewicz, a quem eu copiou o título do presente capítulo [2], fez várias descobertas por volta de 1960: no

15

cérebro de parkinsonianos, especialmente nos núcleos da base, é muito diminuida a dopamina[3], um neurotransmissor essencial para a coordenação motora.

LEVODOPA PROVOCA UM AUMENTO DE DOPAMINA

O próximo passo, depois de dúvidas iniciais, foi administrar a levodopa por via oral. Verificou-se que a dopamina do cérebro aumentou e que as pessoas com a doença de Parkinson melhoraram dramaticamente: deixaram a tremer e andavam como se fosse um milagre. Mas havia um problema sério: que as náuseas e o desconforto geral eram dificilmente suportáveis.

ELES CAMINHAM MAS VÔMITAM

Eu era criança quando meu pai, um grande médico em uma pequena cidade (bela Almunecar), ensinou-me, orgulhoso de sua profissão, a Larodopa, uma medicação que lhe trouxera um representante dos Laboratórios Roche:

"Este faz que alguns que estão paralisados pela doença de Parkinson podem caminhar, mas também provoca vômitos e eles se sentem muito mal"

Larodopa contem somente levodopa sintética. Através do duodeno entra na corrente sanguínea, em seguida ela vai chegar ao cérebro, causando que o paciente possa deambular. Mas também alcança o intestino, o coração e outros órgãos, provocando vômitos, taquicardia e uma deplorável condição geral.

Eu ainda mantenho viva a memória que eu vi como um milagre: pessoas paralisadas durante anos, de repente começou a andar.

SINEMET E PROLOPA EVITAM VÔMITOS

A dopamina (levodopa é suo precursor) melhora a doença de Parkinson. Precisamos que a dopamina aumenta no cérebro porque melhora o tremor e rigidez, mas não é desejável que a dopamina permanece no sangue e no resto do corpo uma vez que pode causar vómitos, taquicardia, e outros sintomas de desconforto.

Para evitar os vômitos e o desconforto apareceu Sinemet (do latim *sine* e *emetere*: 'sem vômitos'). O truque é adicionar uma outra substância, carbidopa, a qual elimina descarboxilase (destrói ao destruidor), impedindo que a levodopa torna em dopamina.

E como carbidopa não atravessa a barreira do cérebro, lá não afeta a dopamina, mas impede sua formação no sangue. Então o cérebro recebe os benefícios da dopamina e os outros órgãos não sofrem seu danos.

A LEVODOPA SINTÉTICA DOS MEDICAMENTOS

Levodopa continua a ser a droga dopaminérgica mais potente [4]. Eu vou descrever drogas contendo levodopa e, embora eu tentei resumir, eu reconheço que a leitura é chata.

Então eu escrevo em letras pequenas, sugerindo que estes parágrafos são dispensáveis e podem ser ignorados; eles podem servir alguém que tem dúvidas e paciência para vê-los.

QUATRO TIPOS DE SINEMET

Sinemet é uma das mais conhecidas drogas antiparkinsónicas. Deve-se levar em conta as diferentes proporções entre a levodopa e a carbidopa (um inibidor da descarboxilase, impedindo sua transformação em dopamina).

Sinemet 25/250 foi a apresentação original com 25 mg de carbidopa (inibidor) por 250 mg levodopa (substância precursora de dopamina); são, pois, em uma proporção 1:10.

Como alguns pacientes ainda tinha náuseas essa relação foi alterada para 1:4 no Sinemet Plus "25/100": 25 mg de carbidopa por apenas 100 mg de levodopa. Produz menos náusea e outros efeitos colaterais e é o preferido para iniciar o tratamento.

Há também duas formas retardadas (que liberam lentamente o conteúdo no intestino): Sinemet Plus Retard 25/100 e Sinemet Retard 50/200. Ambos são já na proporção 1:4 (maior proporção de inibidor, menos efeitos colaterais).

18

LEVODOPA + BENZERAZIDA (PROLOPA)

Em Portugal e Brasil não é vendido Sinemet, mas o sistema é o mesmo: os efeitos adversos da levodopa em dopamina som aqui neutralizados pela benzerazida, muito semelhante à ação da substância carbidopa.

O produto comercial é chamado Prolopa (50/200), o que significa que cada comprimido tenha 50 mg de inibidor (benzerazida) e 200 mg de levodopa. É, por conseguinte, uma elevada proporção de inibidores (1: 4) semelhante a Sinemet Plus. Na mesma proporção é usada como uma absorção retardada: Prolopa HBS 25/100.

LEVODOPA "ESTABILIZADA" (STALEVO)

É um outro sistema para manter níveis estáveis de levodopa. Enquanto Sinemet Retard diminui a absorção do intestino, Stalevo mantém a levodopa no plasma sanguíneo, reduzindo a sua eliminação pelo fígado ou o rim.

Isto é conseguido através da adição de carbidopa e entacapona. A entacapona, que começou a ser usado separadamente (Comtan 200 mg), inibe a catecol-amino-transferase, que promove o metabolismo (eliminação) da levodopa. Assim, continua levodopa no sangue, e a melhoria do movimento dura várias horas.

O seu antecessor foi tolcapone (Tasmar), o qual foi, em seguida, retirado das farmácias porque produziu efeitos secundários graves em certos doentes.

A entacapona dá uma cor laranja para a urina, que não tem nenhum efeito negativo. O sucesso comercial veio quando combinados no mesmo comprimido: Stalevo "100", por exemplo, é uma mistura de Sinemet Plus (100 mg de levodopa e carbidopa, 25 mg) e 200 mg de entacapona.

Stalevo 50, 100, 125, 150, 200, 225, etc, se refere a diferentes doses de levodopa (com carbidopa correspondente); em todos os casos, há 200 mg de entacapona.

Stalevo é, teoricamente, a maneira mais eficiente de gerenciar levodopa. Alguns pretendem usar-lo desde o início, para evitar altos e baixos níveis de levodopa na plasma, e é acreditado para diminuir a ocorrência de discinesia tardia (o que alguns estudos põem em causa).

LEVODOPA PARA REJEITAR A VIZINHOS

Levodopa não é abundante na natureza. Por que algumas plantas produzem levodopa? Para se defender e para atacar a outras plantas.

A levodopa é um precursor de muitos alcalóides, catecolaminas e melanina. Plantas que produzem levodopa usam-la para eliminar outras plantas que competem em seu território [5].

La levodopa em algumas leguminosas (como o feijão) destrói as raízes e a parte aérea da plantas vizinhas [6] para prosperar em seu campo e também para repelir insetos [7]. É uma arma de defesa e ataque, para marcar seu território, um sistema de fixação de limites: alelopatia [8] [9].

OUTRAS PLANTAS QUE CONTÊM LEVODOPA

Feijão comum tem levodopa em quantidade suficiente para produzir efeitos clínicos significativos, mas como

20

veremos, existem leguminosas como a *Mucuna pruriens* (e outras variedades) com um conteúdo mais elevado de levodopa.

Também se pode encontrar levodopa em numerosas plantas, embora em proporção muito menor: *Vigna aconitifolia, Vigna unguiculata, Vigna vexillata, Prosopis chilensis, Pileostigma malabarica, Phanera vahlis, acculeata Parkinsonia, Mucuna urens, Canvavalia glandiata, Cassia floribanda, Cássia hirsuto, Dalbergia retusa* etc. [10]

Está pendente de estudos a sua eficácia em modelos animais.

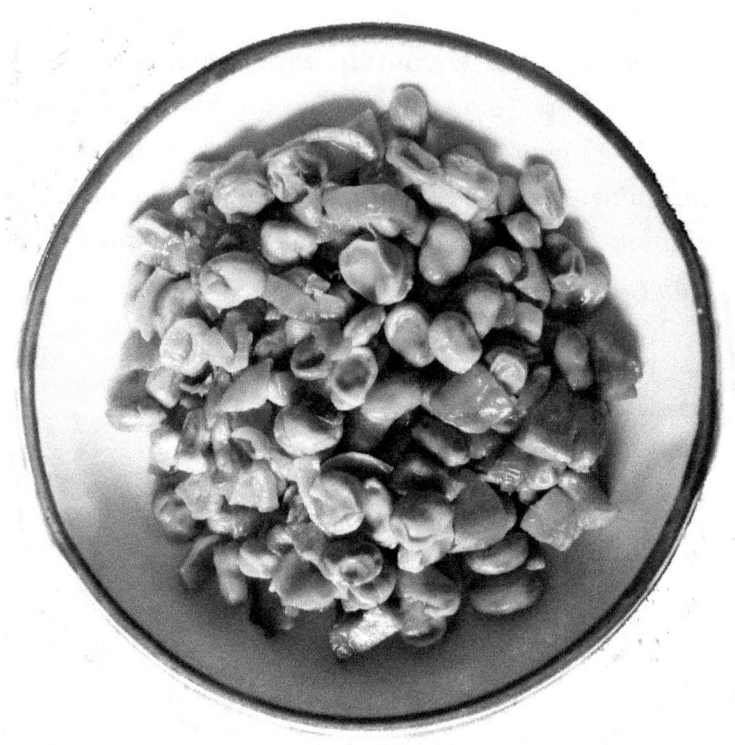

UM PRATO DE FEIJÃO CONTEM METADE DE SINEMET

Feijões comuns contêm levodopa embora em concentrações baixas. Os brotos tenros transportam mais quantidade nas sementes e vagens; por vezes, o equivalente à metade de um comprimido de Sinemet (um cuarto de Prolopa).

2. Os feijões contêm levodopa

A levodopa dos feijãos consumidos por Guggenheim foi natural. Despois, a indústria farmacêutica fabrica levodopa sintética que é vendida como Sinemet, Prolopa e Stalevo.

Feijão comum (*Vicia faba*) é uma fonte natural de levodopa, que se concentra mais nas vagens do que em sementes, mas em qualquer caso, aparece em uma pequena quantidade.

COMER FEIJÃO MELHORA A DOENÇA DE PARKINSON

Havia descrições anedóticas sobre doentes de Parkinson que tinham melhorado depois de consumir um prato de feijão [11].

Mas não foi até 1992 que o primeiro teste protocolizado demostro a sua eficacia.

Vários parkinsonianos comeram um monte de feijão; em seguida, a levodopa no sangue foi medida. E verificou-se que o nível de levodopa aumentou e os sintomas melhoraram simultaneamente [12].

UM PRATO DE FEIJÃO É METADE DE UM SINEMET

É a equivalência em termos de melhoria dos sintomas e no aumento dos níveis de levodopa no sangue.

Eles estudaram [12] 6 parkinsonianos (com uma média de 63,5 anos, 13 anos de duração da doença e na fase 3 da gravidade). Eles não foram tratados durante doze horas e em seguida receberam um prato de feijãos cozidos (meio quilo).

Depois de quatro horas o nível de levodopa no sangue tinham aumentado, e, simultaneamente, tiveram uma melhora clínica significativa, semelhante ao que, alguns dias depois, nas mesmas condições, produziu-los tomar meio comprimido de Sinemet 25/250 mg, ou seja, 125 mg de levodopa com 12,5 mg de carbidopa.

É creditado que os feijões seriam uma opção de tratamento em parkinsonianos em fase inicial, com poucos sintomas,[13]... se uma maneira de gerir o seu conteúdo é encontrada.

FEIJÃO TÈM POUCO LEVODOPA MAS FUNCIONA

Feijão comum têm baixas concentrações de levodopa pelo que, em teoria, desapareceria rapidamente da sangue porque nossa enzima descarboxilase tornaria-la imediatamente em dopamina.

Estranho é, talvez, o que já vimos: que a pequena quantidade de levodopa que é engolida quando comer feijão é suficiente para melhorar os sintomas parkinsonianos.

A explicação mais simples é que estes pacientes também tomam Sinemet contendo carbidopa. E isso reforçaria a levodopa dos feijões. Mas também funciona em aqueles que não tomam Sinemet mas agonistas da dopamina. Por quê? Abaixo nós explicamos tudo.

CARBIDOPA TORNA EFICAZ A LEVODOPA

Além de levodopa, o feijão tem carbidopa [14] (que inibe a enzima descarboxilasa) e por isso, a levodopa no sangue pode fluir sem ser convertida em dopamina.

Por isso os feijões funcionam nos pacientes com Parkinson. Porque contêm uma mistura de levodopa e carbidopa (mais nas gemas). De certa forma, imitando o Sinemet (ou Prolopa), mas melhor.

A melhoria é devido a que nos feijões a relação carbidopa/levodopa é de aproximadamente 1:1, enquanto no Sinemet foi 1:10 e o Sinemet Plus mudou-se para 1:4. De acordo com estas proporções, é o equivalente a um Sinemet "super-Plus" de feijões.

Recomenda-se que a dose diária de carbidopa estava entre 75 e 200 mg por medo de que seus efeitos clínicos reduzem-se muito.

Mas estudos recentes mostram que os sintomas parkinsonianos continuam a melhorar embora subida carbidopa diária de 450 mg/dia[15]. Seria uma maneira de reduzir os efeitos periféricos indesejáveis da levodopa. Alguns países têm comprimidos que só tèm carbidopa (Lodosyn).

Há também evidências de que a absorção de carbidopa varia de acordo com as pessoas. Alguns assimilaram de modo "rápido" e outros "lento", que pode explicar as variações na resposta[16] dos indivíduos, ou as oscilações diárias; este poderia tentar ser corrigido com uma dose extra de carbidopa.

ENRIQUECER O FEIJÃO COM CARBIDOPA

É uma boa idéia. Já vimos que o feijão tem uma benéfica levodopa natural mas na quantidade limitada. E com tão pouco funciona para melhorar os sintomas, porque sua proporção de carbidopa (inibidor da descarboxilase, que faz desaparecer levodopa do sangue) é alta.

Recomenda-se, sempre sob supervisão médica, uma combinação de carbidopa com brotos de feijões para aumentar a sua eficácia: deste modo são necessários menos grãos para melhorar os sintomas parkinsonianos. [14]

Bem, isso foi feito na Austrália: [17] Os pesquisadores enriqueceram com carbidopa sintética os feijões, e os resultados são muito mais evidentes: 6 parkinsonianos recebeu um prato de feijão misturado com carbidopa, 5 dos quais, aos 40 minutos, apresentou melhora de movimento com duração de cerca de duas horas, o equivalente ao produzido por um comprimido de Sinemet.

Além disso, níveis de plasma levodopa se levantaram em paralelo com feijões mais o comprimido de carbidopa. [17]

O PÓ DE FEIJÃO TEM POUCA LEVODOPA

Para tratar a doença de Parkinson com levodopa do feijão comum, temos dois problemas. O primeiro é o senso comum: se um quarto quilo de feijão é equivalente a médio comprimido Sinemet 25/250 (um cuarto de Prolopa), um paciente médio iria tomar entre um e três quilos de feijões todos os dias.

Outra opção seria para secar legumes e, em seguida, reduzi-los a pó. Também não é porque os feijões secos têm ainda menos levodopa. Eles não podem ser vendidos em cápsulas; teria de distribuí-los em pequenos sacos e tomar muitos deles, e isso não é prático.

UM VIVEIRO PARA COMER BROTOS DE FEIJÕES

Os feijões tenros contem mais levodopa que os maduros, mas em plantas que estão começando a brotar há ainda mais levodopa.

Durante a germinação de sementes de feijão, seus botões são recolhidos, eo extrato é muito mais rico em levodopa[18], quase 20 vezes mais. Verifica-se que os níveis plasmáticos subem mais e os sintomas melhoram claramente. O conteúdo máximo de levodopa obtém-se ao sexto dia de colocar sementes de feijão com água. [19]

Eles têm outra grande vantagem: os brotões são melhor digestão e evita-se a desconfortável flatulência.

Alguns parkinsonianos cultivaram feijão em seu pequeno jardim, embora pode ser suficiente com um viveiro em uma bandeja grande.

Eles germinam rapidamente e facilmente, e todas as manhãs o paciente recebe a colheita de uma dúzia de brotos emergentes: um pequeno tesouro diaro, para ser tomado como um suplemento dietético.

Variedades de feijão comum também são testadas[20] para aumentar o seu conteúdo em levodopa. É uma opção econômica que já foi proposta[101] para os países em desenvolvimento onde o Sinemet, Prolopa ou Stalevo aparecem muito caros.

A DOSE É ADAPTADA A CADA CASO

Muitos pacientes com doença de Parkinson podem beneficiar-se de comer feijões, sob supervisão médica, tendo em conta as contra-indicações (favismo ou doenças anteriores, medicamentos incompatíveis, etc).

Além disso, você deve compreender que a dose é muito variável, pois depende de muitos fatores. A quantidade de levodopa pode variar grandemente, dependendo das espécies, a área de cultivo, as condições do solo, precipitações e de outros factores.

Sabe-se que as vagens e as plantas jovens contêm mais do levodopa que as maduras. 100 g de feijões tenros contenem de 50 a 100 mg de levodopa[18].

FEIJÕES FAZ MAIS EFEITO EM PARKINSONIANOS

Os feijões temros contêm mais levodopa, mas em uma pessoa saudável a diferença não é observada.

No entanto, o efeito é muito maior em parkinsonianos tratados com Sinemet, Prolopa ou Stalevo porque esses comprimidos levam carbidopa e, portanto, a eficácia da levodopa natural dos feijões é maior.

Têm sido descritos alguns casos em que um paciente com levodopa e agonistas da dopamina, após consumir os feijões temros que ele mesmo tinha recolhido, foi hospitalizado devido a sintomas graves com discinesias.[21]

O feijões alteram o estado de parkinsonianos, por vezes demasiado. Mas se são tomados com bom controle podem melhorar as flutuações diárias do movimento.

SÍNDROME NEUROLÉPTICO APÓS RETIRAR FEIJÕES

Consumir feijões influencia aos parkinsonianos, como já vimos no caso anterior, com uma overdose. Mas também é provado o caso contrário: um parkinsoniano que tinha tomado feijões como uma terapia complementária por anos, de repente interrompeu seu consumo. Foi isso que provocou um síndrome maligno neuroléptico (febre, rigidez, obtundation, etc.)[22], o mesmo quadro clínico que aparece quando alguém deixa abruptamente a medicação antiparkinsoniana.

FEIJÕES MELHORAM OSCILAÇÕES "ON-OFF"

Acabei de ver que, em alguns pacientes que misturam levodopa, agonistas da dopamina e outras drogas, comer feijões temros sem controle pode produzir discinesias pelas interações que ocorrem. Como publicou o famoso jornal *Movement disorders*, ficou demonstrado que, com supervisão, o consumo moderado de feijões diminui as flutuações clínicas parkinsonianas e estende-se o tempo de "on", é dito, a hora do dia em que o paciente é melhor. [23]

Normalmente, com 100 gramas de feijões tenros todos os dias é suficiente[24], mas quando são usados para melhorar a doença de Parkinson, a dose deve ser aumentada lentamente e sempre sob control, porque pode precisar ajuste da medicação prévia.

Quando os grãos são tomados sem supervisão médica há riscos [25], entre outros, de superdose ou alergias.

OUTRAS PLANTAS COM MAIS LEVODOPA

O ideal seria encontrar feijão (ou outras plantas) com o maior conteúdo de levodopa.

Essa solução existe, mas não em países europeus: na Índia, nas áreas da África tropicais e Caribe cresce espontaneamente um legume, um feijão"peludo", que tem dez vezes mais levodopa que os nossos: *mucuna pruriens*. Vemos isso no próximo capítulo.

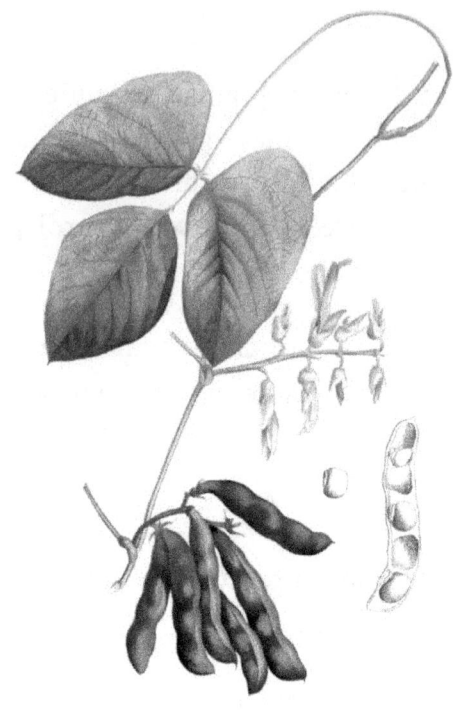

A MUCUNA É UMA FAVA QUE CRESCE NOS TRÓPICOS

É um legume "peludo" com cabelo em vagens que irrita para contato (isso é chamado "pruriens").

É muito rica em levodopa e é cada vez mais importante para tratar a doença de Parkinson.

3. A mucuna é um feijão tropical

Levodopa, o precursor direto da dopamina, é o principal medicamento para a doença de Parkinson. Os pacientes são tratados com levodopa sintética, em diferentes doses ou combinações, apresentadas na forma de comprimidos de Sinemet, Prolopa ou Stalevo.

A maior fonte natural de levodopa é a mucuna, uma planta leguminosa (como os feijões comuns, as ervilhas, as lentilhas ou os amendoins).

Os extratos das sementes da variedade *Mucuna pruriens*, especialmente suas sementes, têm um perfil bioquímico muito interessante. Eles são usados por quatro mil anos em mais de 200 receitas de medicina indiana. Eles contêm grandes quantidades de levodopa e um pouco de serotonina e nicotina juntamente com outros ingredientes que são conhecidos apenas em parte.

No tratamento da doença de Parkinson são mais eficaz e menos tóxico do que preparações sintéticas[26].

FEIJÃO PELUDO QUE CRESCE NOS TRÓPICOS

A *Mucuna pruriens* é uma espécie de feijão "peludo" nativa do sudeste da Ásia, especialmente nas planícies da

Índia, mas também amplamente distribuídos por regiões tropicais de África e nas Américas (particularmente no Caribe).

Tão ampla disseminação explica a variedade de nomes, dependendo do lugar: feijão aveludado, coceira, prurido, pó, velvet bean, chiporazo, skeepskin, olho, olho do veado, fogarate, kapikachu, Nescafé e grão de mar, yerepe, atmagupta.

ARBUSTO TREPADOR COMO UMA VIDEIRA

É uma planta anual que cresce como um arbusto trepador de longas gavinhas que permitem chegar a mais de quinze metros dealtura. Quando a planta é jovem ela é quase completamente coberta por umos pêlos ou cabelos alaranjados que desaparecem quando se torna mais velha.

A mucuna cresce espontaneamente ou é cultivada como forragem, para enriquecer o solo (ela adiciona muito nitrogênio) ou por suas qualidades medicinais. Desde que foi descoberto [27], em 1937, seu alto teor de levodopa o interesse aumentou e agora é cultivada em muito maior quantidade.

OS MORCEGOS POLINIZAREM SUAS FLORES

As folhas de mucuna são trifoliate, com flocos de 7 a 15 cm de comprimento e 5 a 12 cm de largura.

Sus flores, brancas ou roxas, são axilares, e são apresentadas como racemos até 32 cm de comprimento. Elas são autofecundanes, embora em alguns lugares a polinização é feita por morcegos que tentam comer partes da planta, rica em néctar, e carregam o pólen em suas orelhas.[28]

VAGENS E SEMENTES

As vagens são produzidas em grupos de 10 a 14, medindo 1 a 2 cm de largura e 4-13 cm de comprimento e são cobertas com pêlos marrons bem de brancos ou claro.

Cada vagem contém 3-7 sementes, que são de 8 a 13 mm de largura e 1 a 1,9 cm de comprimento [29].

As sementes podem ser pretas, brancas, avermelhadas, marroms ou sarapintadas.

"PRURIENS" PORQUE ELA PROVOCA COCEIRA

Chama-se "pruriens" pelo intenso prurido causado pelo seu contato. Os "Cabelos" laranja, as flores e as vagens de *mucuna pruriens* contêm várias substâncias (incluindo a serotonina) que, se esfregando a pele, provocam uma intensa comichão ou coceira e às vezes muito molest,a com alergias e inchamento intenso.

ADUBO VERDE, FORRAGEM OU ALIMENTOS

A mucuna é usada principalmente como uma lavoura de cobertura ou adubação verde, que fornecem a matéria orgânica e nitrogênio ao solo. Sua produção de biomassa é elevada.

A *Mucuna pruriens* produz compostos nematicidas e pode reduzir as populações de nematóides em rotações com outras culturas. Também tem efeitos alelopático que suprimem o crescimento das ervas daninhas.

Outro uso da mucuna é que ela fornece uma forragem de alta qualidade. Bovinos, ovinos e caprinos podem pastar nos campos quando as vagens estão maduras. Folhagem das vagens e das sementes tem alto conteúdo de proteína, muito mais do que qualquer outro legume ou gramínea. Curiosamente, se a proporção de mucuna é muito alta, os animais alcançam um peso um pouco menor[30] [31], sugerindo que há algum elemento hiponutritivo ou tóxico.

As sementes tostadas são usadas como um substituto para o café em áreas da América Central. Os brotos e as vagens tenras são usados na alimentação humana depois de cozinhá-los várias vezes.

A sementes secas podem ser comidas após imersão-las em água por 24 a 48 horas e então ferver-las[29], trocando a água várias vezes para reduzir o teor de compostos tóxicos e antinutricionais.

UMA MEDICINA ANTIGA

Na Índia, a mucuna é a principal erva curativa desde há três mil anos. Todas as partes da planta são usadas em mais de 200 preparações medicinais indígenas. As sementes contêm até 7% de levodopa, que é usada no tratamento da doença de Parkinson.

A medicina Ayurveda, recomendou mucuna como um afrodisíaco, e alguns estudos têm demonstrado que ela produz um aumento nos níveis de testosterona, uma maior massa e força muscular e tambén melhora o estado de alerta e de coordenação.

INTOXICAÇÕES POR MUCUNA E OUTRAS FABÁCEAS

A diferença entre uma droga e um tóxico ou veneno é uma questão de dosagem. Se levodopa, em doses adequadas melhora a doença de Parkinson e outras doenças, a ingestão excessiva pode causar problemas.

A ingestão de grandes quantidades de vegetais da família dos feijões (*Fabaceae*) pode dar, em qualquer pessoa, intoxicação por excesso de levodopa que se transforma em dopamina, produz distúrbios abdominais (dor, vômitos) e cardiovasculares (taquicardia, rubor, etc.). Têm sido descritos com feijão comum e variedades de mucuna: por exemplo, com *Mucuna gigantea* (32), originária do Havaí.

LEVODOPA E UM POUCO MAIS

Interesse na mucuna aumentou desde 1937, quando foi descoberto [27] que contém grandes quantidades de levodopa. Mas, sendo importante, este aminoácido não justifica as muitas aplicações médicas desta interessante planta.

Os extratos de suas sementes ou de outras partes são muito diversos e seus propriedades curativas tão inumeraveles, que não são explicadadas apenas pela levodopa.

No tratamento da doença de Parkinson os resultados em pacientes e animais de laboratório mostram que, além da levodopa natural, a *mucuna pruriens* tem outros ingredientes que dão algumas peculiaridades. Ela deve conter outras substâncias que aumentam a absorção de levodopa e sua eficácia metabólica, como nós veremos mais tarde.

INGREDIENTES CONHECIDOS E ESCONDIDOS

Mucuna pruriens é uma planta impressionante: além de levodopa natural, contém outros ingredientes que influenciam suas propriedades peculiares, embora alguns deles em quantidades mínimas.

Deve existir outros componentes de mucuna, ainda desconhecidos, mas até à data em o pó de suas sementes foram identificadas aproximadamente 50 substâncias. [33] [34] [35] [36]

Elas são fracções ou mistura de alcalóides, proteínas, peptídeos, glicoproteínas, polissacarídeos, glicosídeos e vários fitoquímicos: incluem [37] isoquinolona, triptamina, alanina, arginina, glutationa, mucunina, nicotina, prurienina, serotonina, triptamina, tirosina, etc.

Estas substâncias, identificadas ou não, dam poderes especiais para a mucuna, realçando a levodopa ou como agonistas da dopamina e mesmo com ações adicionais. Temos de continuar a investigá-las.

OUTRAS PLANTAS COM LEVODOPA

Pensava-se que levodopa foi apenas na espécie *Mucuna* e *Vicia*, mas também pode ser encontrada, embora menos concentrada em outras plantas, tais como *Phanera*, *Canavalia*, *Cássia*, *Pileostigma*, *Dalbergia* , etc. [38] Isso amplia o horizonte para novas terapias.

Embora as diferenças são notáveis. Há muito tempo que sabemos que os feijões contêm uma levodopa natural, embora em pouca quantidade e que podem melhorar ligeiramente os sintomas parkinsonianos.

Nossos feijões comuns, quando eles são verdes, incluindo as vagens, contêm 0,6% de levodopa. Os frutos inteiros, com a vagem, de *mucuna pruriens*, contém 4,02% e se você seleciona seus sementes brancas, contém 6,08% da levodopa natural (dez vezes mais do que o feijão que comemos normalmente). [38]

CULTIVAR UMA MUCUNA COM MAIS LEVODOPA

Têm sido feitas tentativas de germinação de sementes de mucuna no escuro, ou em diferentes condições de luz e com as contribuições de vários nutrientes (proteínas de peixe, orégano, etc.). Então, depois de adicionar orégano as sementes germinadas no escuro os brotos de mucuna aumentaram 33% seu conteúdo de levodopa[39].

Na tentativa de aumentar a proporção de levodopa em plantas de mucuna, algumas células selecionadas foram coletadas e depois feitas crescer de uma forma que os nutrientes são fornecidos. Assim, conseguimos aumentar a concentração de levodopa. [40] [41] [42]

OUTRAS MUCUNAS PODERIA TRAZER VANTAGENS

É uma reflexão de senso comum. Se *mucuna pruriens*, além de levodopa natural, contém certas substâncias que a

40

tornam mais eficaz, a mesma coisa pode ocorrer com outras variedades de mucuna (há muitas) ou com outros vegetais em que têm sido modificadas as proporções de levodopa, antioxidantes e outros ingredientes. [43] [44]

Isso abre um horizonte de novas possibilidades terapêuticas.

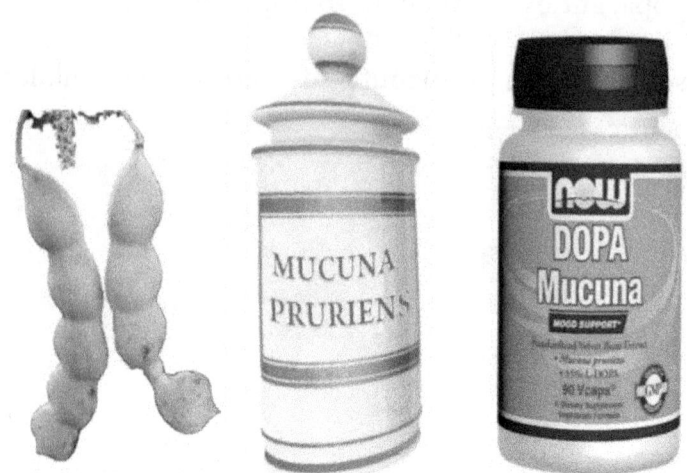

AGORA NA FARMÁCIA

Mucuna deixará de ser considerada um produto de ervanários; agora ela é já uma boa droga na farmacia.

Ela contém levodopa natural, com muitas vantagens em relação à levodopa sintetica.

4. Início no ervanário e agora na farmácia

Este livro não tem nada ayurvédica. Assim, com uma abordagem pragmática, vou remover tudo o que lembra o Ayurveda e ficar apenas com a Mucuna, esta erva incrível.

Eu respeito a este sistema de saúde antigo, mas neste livro só quero aproveitar os fatos: a sua experiência em muitos milhares de pacientes, ao longo de séculos de terapia com mucuna. Seus extratos contêm substâncias úteis em medicina ocidental, em particular para tratar a doença de Parkinson.

Ayus (r) significa vida e *veda* é igual a conhecimento. Ayurveda é o "conhecimento da vida". É um sistema holístico do homem, de saúde e de longevidade que se desenvolveu na Índia três ou quatro mil anos atrás. Contempla o corpo como um todo em que a doença é causada por distúrbios externos ou intrínsecos.

Este sistema de tratamento utiliza algumas dietas e práticas especiais e especialmente ervas com drogas muito interessantes.

AS ERVAS QUE CURAM

Os Hindus velhos ou nervosos foram tratados com um extrato de raiz de *Rauwolfia serpentina*, que reduziu sua pressão arterial e tranquilizou-los.

Sem discutir as teorias ayurvédicas, laboratórios CIBA de Basileia examinou a planta e obtiveram reserpina, uma droga que revolucionou o tratamento da hipertensão arterial. [45] [46]

Esse é o nosso objetivo com a mucuna, uma liana dessas selvas que na realidade é um legume, e que contém, em uma maneira natural, levodopa, o principal tratamento para a doença de Parkinson. Aqui vamos nos restringir à experiência prática que há sobre ela e ver como poderíamos tirar vantagem nos parkinsonianos.

Milhares ou centenas de milhares de pacientes tratados com mucuna durante séculos são uma prova de que os efeitos colaterais dessas sementes não são freqüentes nem graves.

A MUCUNA COMO PANACÉIA

Panacéia, filha do dios-medico Esculápio, acompanhou-o com uma maleta onde tinha remédios para todas as doenças. Quase como a mucuna, a qual o Ayurveda recomenda em mais de 200 patologias: tônico, diurético, afrodisíaco, para tensão, vital... e também usado contra parasitas, controla a diabete, diminui o colesterol. E, claro, é usada também contra a doença de Parkinson.

A ciência ocidental parece corroborá-los. A mucuna melhora a libido e a qualidade do sêmen... serviu até para mordeduras das cobras.

REGENERADORA E HORMONA DO CRESCIMENTO

Mucuna aumenta a adaptação e a regeneração dos tecidos em geral e foi mostrada para aumentar o hormônio do crescimento [47].

Também é anabolizante e aumenta a massa muscular. Além disso, actua como um antioxidante e é protetora do fígado[48].

BAIXA COLESTEROL E GLICOSE

Pessoas com diabetes ou colesterol podem beneficiar-se de a mucuna [49].

Estudos em ratos demonstraram que abaixa um colesterol de 61% e caiu 39% de glicose no sangue. [50] [51]. Em animais melhora a neuropatia diabética induzida[52] e em humanos atrasa o início da nefropatia diabética.

Também protege o estômago: a mucuna alivia as lesões na mucosa gástricas, induzidas em ratos [53].

É AFRODISÍACA E MELHORA O SÉMEN

Mucuna aumenta a libido, o desejo sexual, tanto em homens como em mulheres, devido às suas propriedades de indução de dopamina, a substância do desejo que inflencia profundamente todos os apetites.

Em animais machos a mucuna aumenta a testosterona e a atividade sexual. [54] [55] [56] Em homens com problemas de fertilidade a mucuna claramente melhora a impulsão e a potência sexual, e aumenta o número e mobilidade dos espermatozóides. [57] [58] Presume-se que actua sobre o eixo hipotálamo-gonadal.

ANTI-EPILÉPTICOS E CATALEPSIA

Mucuna foi mostrada para melhorar os animais que têm *estado* de mal epiléptico ou catalepsia (que foram induzidos através de choques eléctricos, pilocarpina ou Haloperidol). [59]

UM ANTÍDOTO PARA O VENENO DE COBRA

Não é um exagero. Mucuna é um bom antídoto contra as picadas das cobras, possivelmente por um efeito direto

46

sobre o veneno (atribuído a que ela carrega uma glicoproteína, a antitripsina)[60], porque ela tem ação pró-coagulante e ajuda contra a depressão cardio-respiratória, causada pelo veneno.

Em concreto, a mucuna reduz a mortalidade de picada de Viper Gomes (*Echis carinatus*) [61] Viper malaia [62] e o cara cobra (*Nick sputatrix*). [62] [63] [64]

INTESTINO SE MOVE MAIS

Mucuna contém prurienina que aumenta o peristaltismo intestinal e é um bom remédio para a constipação, tão prevalente nos parkinsonianos e, em geral, aumenta a motilidade e o esvaziamento gástrico embora alguns pacientes tenham descrito o caso contrário.

DOENÇA DE PARKINSON: ELES DISSEM KAMPAVATA

Na Índia havia parkinsonianos três mil anos antes que nasceu James Parkinson. Eles foram diagnosticados como *Kampavata*, uma doença caracterizada por tremor (*Kampa* em sânscrito) que Ayurveda classifica entre as doenças neurológicas (*Vata Rogas*). [65] [66]

Não havia Sinemet ou Madopar mas foram tratados com levodopa natural que era obtida por esmagamento das sementes de mucuna e os administrava como bebida.[65] [67] Por muitos séculos o tratamento tem funcionado, melhorando os pacientes e, acima de tudo, ter menos efeitos colaterais que as drogas sintéticas.

ELES CHAMAM ATMAGUPTA À MUCUNA

Tem sido popularizado o nome "mucuna" que é de origem Guarani (assim e chamada uma videira da Amazônia), mas o nome original desta planta na Índia é *Atmagupta* ou *Kapicachhu*: com esse nome ainda vende-se nalguns lugares na Internet.

Extratos de suas sementes foram usados contra o tremor e rigidez, mas também como um afrodisíaco e antídoto (parcial) para o veneno das cobras.

Existem outras ervas que Hindus usaram para tratar diferentes sintomas da doença de Parkinson como constipação, insônia, ansiedade e outros: *Plantago psyllium, Glycyrrhiza glabra, Ulmus fulva Withania somnifera*, etc.

AYURVEDA EM PARKINSON

Como dissemos, nós não aprofundarei em medicina hindu, mas alguns aspectos gerais do Ayurveda podem ser úteis para a doença de Parkinson.

Para esta enfermidade, juntamente com os remédios com ervas, o tratamento completo requer uma mudança do estilo de vida e um regime diário para estar em harmonia com a sua constituição. Ele realmente tenta equilibrar ao paciente física e mentalme, o qual de alguma maneira vai melhorar-lhe.

SEMENTES FERVIDAS NA LEITE DA VACA

Em um interessante estudo clínico 18 pacientes com doença de Parkinson foram tratados de acordo com a diretriz de Ayurveda. Eles receberam uma mistura de pó de sementes de *Mucuna pruriens* cozidas na leite, juntamente com outras plantas tradicionais (*Hyoscyamus reticulatus, Withania somnifera, SIDA cordifolia*). [68]

O resultado foi que eles melhoraram sua rigidez e sua bradicinesia, o tremor diminuiu e as cãibras cessaram mas agravou-se a sialorrhea (babugem ou excesso de saliva).

Em seguida, analisaram o pó das plantas que foram adicionada à leite e descobriram que cada dose empregada continha 200 mg de levodopa [68].

INGREDIENTES ESCONDIDOS DA MUCUNA

O extracto de mucuna usado na India leva pequenas quantidades de levodopa em comparação com a melhora clínica que produz aos parkinsonianos.

Isto sugere que há outras substâncias que melhoram a função da levodopa (como carbidopa, entacapona ou tolcapona) ou que a mucuna contém outros princípios ativos com efeito antiparkinsónico. [67] [69] [70]

É o mesmo que nós discutimos no feijão comum. A quantidade de levodopa é muito baixa, mas é eficaz porque a leguminosa transporta outras substâncias que melhorá-lo; pode ser algo que desacelera as enzimas que metabolizam levodopa e por isso é melhor aproveitada.

A mesma coisa, e talvez ainda mais, é o que acontece com a *Mucuna pruriens*: em adição ao levodopa natural ela contém outras substâncias que, de uma maneira ou de outra, melhoram os sintomas parkinsonianos e reduzem efeitos colaterais. [69]

Em outro capítulo, vemos algumas das substâncias que sabemos acompanhar levodopa em Mucuna, mas contém outras desconhecidas para nós.

O que pode garantir Ayurveda é que, após centenas de anos usando extratos desta planta, muitos milhares de parkinsonianos continuaram a melhorar seus sintomas e sem efeitos adversos significativos.

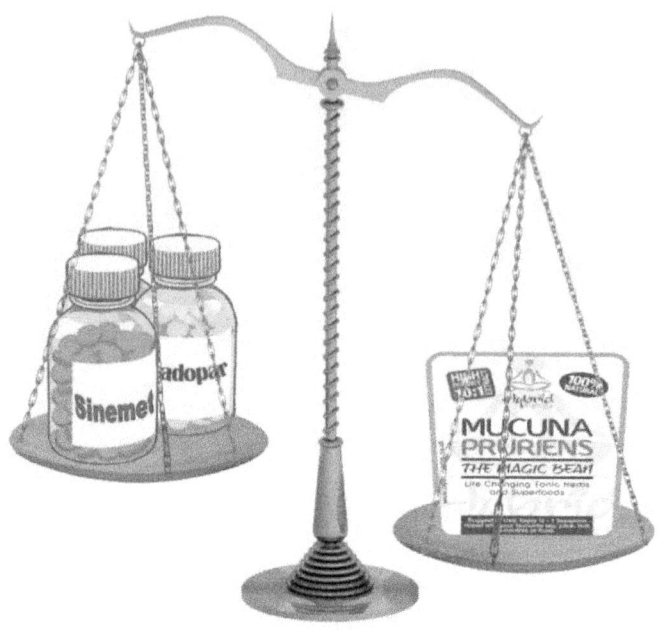

MUCUNA FUNCIONA MELHOR DO QUE SINEMET

Em ratos previamente é mostrado. Em estudos de pessoas há muitos dados que sugierenlo, e alguns ensaios são bem projetados e cientificamente fundamentados.

5. *Mucuna funciona melhor que Sinemet* (Prolopa)

Acumulam-se estudos que endossam os extratos de mucuna como medicina natural que é muito útil no tratamento da doença de Parkinson.

PRIMEIRAS DESCRIÇÕES DE MELHORIA

Em 1978 Varela descrita em um jornal da Índia que a doença de Parkinson pode ser tratada com extractos de uma planta, mucuna pruriens, que contém levodopa natural e que foi tolerado melhor do que a sintética (71).

No ocidente, os primeiros periódicos científicos que descrevem melhora nos sintomas de Parkinson depois de comer feijões comuns ou mucuna são de 1990 a 1994 e foram publicados por Melo, Rabey e Kempster [13] [17] [65].

Na primeira edição (janeiro de 1997) de meus livros de divulgação ("O estranho caso do Dr. Parkinson") [72] tornei-me eco desses estudos.

Sob o sugestivo título de "*feijão em vez de pílulas*", destacou as leguminosas poderia substituir alguns dos medicamentos. Eu incluí algumas receitas da "cozinha parkinsoniana" baseado no feijão. Também em meus outros livros que eu fiz referências a essas publicações[69].

SEMENTES DE MUCUNA PÓ

Revistas científicas começaram a publicar casos de melhoria em parkinsonianos tratados com feijão ou mucuna.

Um grupo de estudo da doença de Parkinson realizou um estudo clínico multicêntrico (colaborado em vários hospitais) em 60 pacientes, dos quais 26 estavam tomando Sinemet antes do teste e outros 34 foram "virgens farmacologicamente" (nunca tinha tido levodopa).

Durante 12 semanas todos foram tratados com pó de sementes de mucuna: uma média de 6 sachês, contendo cada 7,5 gramas, equivalente a 250 mg de levodopa. Ou seja, cada saco leva a levodopa a mesmo para um Sinemet "azul" (25/250) mas sem carbidopa.

Vários neurologistas, quatro clínicas diferentes, exploraram pacientes com escalas adequadas (UPDRS) e eles têm objetivado uma grande melhoria, aprovada estatisticamente[73].

Receitas do Ayurveda provou sua eficácia clínica.

ZANDOPA: O PRIMEIRO MEDICAMENTO COM MUCUNA

Esta planta funcionou. A pesquisa foi demonstrada e pó de sementes de mucuna (HP-200) foi comercializado como uma droga mais sob a marca Zandopa[34]. Ela circulou primeiro na Índia e, desde 2008, no Reino Unido. Agora você pode comprar livremente na Internet sem receita médica. Mas fer cuidado porque a dose de levodopa é relativamente elevada (250 mg por saqueta) quando combinado com carbidopa ou outro antiparkinsonian (veja abaixo a descrição do preparado de Zandopa).

RATOS MELHORAM O DOBRO OU TRIPLO

Em roedores (anteriormente "parkinsonizados" com tóxico) a levodopa natural (da mucuna) não produz efeitos efeitos adversos e obtém o dobro ou triplo do benefício do que o sintético [74]. Isto também sugere que mucuna pode conter componentes que melhoram a ação da l-dopa, como carbidopa, tolcapone e entacapone (ou efeito semelhante). Há outra possibilidade: é própria mucuna, isoladamente, que alivia os sintomas parkinsonianos.

Durante um ano, os animais foram mantidos alimentados com o extrato de mucuna. Após o sacrifício, neuro-transmissores em diferentes áreas do cérebro foram medidos. Curiosamente, nenhuma alteração foram encontradas na via nigroestriada mas no córtex cerebral, onde a dopamina subiu significativamente[34]. Isso tem duas possíveis explicações: ou esta levodopa natural é mais poderosa ou que a mucuna contém outras substâncias benéficas.

APROVADO PELA ACADEMIA AMERICANA DE NEUROLOGIA

Este estudo clínico[26] satisfaz os exigentes requisitos estabelecidos pela mais rigorosa metodologia científica que estabelece a qualidade, o Comitê da Academia Americana de Neurologia[75].

Ela consistia de um ensaio clínico randomizado, duplo-cego e cruzado, com objetivos e protocolos claramente definidos, realizadas por vários observadores independentes.

Os investigadores estudaram 8 parkinsonianos com uma média de 62 anos, 12 anos de diagnóstico, grau 3.5 Hoehn & Yahr. O pré-tratamento destes era 572 mg de levodopa (em média) e associado a amantadina, pergolida, ropinirol, cabergolina ou pramipexol. Todos tiveram resposta curta para levodopa (1,5 a 4 horas) e incapacitantes flutuações motoras de manhã.

Cada um deles foi internado três vezes (uma semana de intervalo). Após a retirada do tratamento da noite antes, foi dado, ao mesmo tempo na parte da manhã, e aleatoriamente: um comprimido de 200 mg de levodopa com 50 mg de carbidopa (SINEMET Mais dois), ou dois ou quatro saquetas de mucuna (15 a 30 gramas), equivalente a 500 ou 1000 mg de levodopa naturais (100 ou 200 de acordo com os factores de conversão).

Os resultados foram ostensivamente melhores naqueles que tomaram dois sacos de extracto de mucuna: fez-lhes efeito antes, níveis de levodopa de plasma subiram mais, e a eficiência foi mais durável. E além deles não pioraram discinesias. O que eu detalhe abaixo.

"CITIUS, ALTIUS, FORTIUS ET DURABILIUS "

O lema Olímpico (*"mais rápido, mais alto, mais forte"*) poderia ser aplicado a mucuna: quando comparado com Sinemet, a melhoria produzida por mucuna é mais rápida (34 minutos em vez de 68), com maior elevação do nível plasmático de levodopa (110% maior) e mais potente (levodopa natural é duplo ou triplo eficaz em vários estudos).

Além disso, a mucuna produz uma melhoria duradoura nos sintomas (a fase "on" é mantida 37 minutos a mais do que com Sinemet): *Citius, altius, fortius... durabilius.*

LEVODOPA DUPLICA A SUA EFICÁCIA NA MUCUNA

Quando a levodopa natural que contém extracto de sementes de mucuna é medida, verificou-se que para o tratamento dos sintomas parkinsonianos, é mais eficaz do que a levodopa sintética (de Sinemet ou de Prolopa), cerca de duas vezes mais potente [10].

Em ratos parkinsonizados foi observada a resposta ao tratamento com levodopa sintética (sem carbidopa) em comparaçao con levodopa natural (mucuna) e esta foi duas vezes tão eficaz [76].

Neste ensaio as seguintes proporções de levodopa permaneceu: 125 e 250 mg de levodopa sintético em comparação com a dose equivalente de levodopa natural (2,5 e 5 gramas respectivamente de pó de mucuna para 5%).

Isso significa que, além de levodopa natural, mucuna acrescenta outras substâncias (semelhantes a carbidopa ou outros) que torná-lo mais eficaz.

Em seguida, os testes foram repetidos, mas adicionando 50 mg de carbidopa para os dois tipos de levodopa (naturais ou sintéticos), e aqui novamente, mucuna foi mais eficaz.

O VOLUME ISSO IMPORTA

Mucuna é mais eficaz, rápida e duradoura, mas... para alcançar a dose que melhora como um Sinemet ou Prolopa deve dar muito pó de semente dissolvido no líquido[71][77]. Tendo a tomá-lo várias vezes ao dia, comendo pó de semente é muito chato e alguns acabam deixando um tratamento tão complicado.

O problema foi resolvido com os extratos concentrados de pó de sementes. Eles vêm em cápsulas, com diferentes concentrações e permitem difrentes dose baixa, média ou alta.

Há também uma opção que requer a cooperação do neurologista: pode combinar estas cápsulas de mucuna com carbidopa ou benzerazida: assim uma maior eficiência é alcançada com menos pó de semente.

MUCUNA COM CARBIDOPA

Nos primeiros estudos que compararam os efeitos de Sinemet com a mucuna, seis ou sete sacos de pó de semente por dia foram administradas. Isto pode ser apoiado vários dias, mas finalmente é pesado. Realmente foi comparar a levodopa natural (isolada) contra uma levodopa sintética "reforçada" com carbidopa.

A solução é simples: adicionar carbidopa para levodopa naturais, assim, aumentar a sua eficácia, sem ter que fazer grandes quantidades de poeira.Por favor, note que, se os extratos concentrados cápsulas são utilizadas, a dose pode ser excessiva porque mucuna o efeito é duplo ou triplo

É uma solução simple: Adicionar carbidopa levodopa natural, aumentando sua eficiência sem ter que tomar grandes quantidades de poeira. A ter em conta que se usavam extratos em cápsulas, e pode ser a dose excessiva porque o mesmo efeito de mucuna é duplo ou triplo[26].

Vários ensaios utilizaram carbidopa misturada com mucuna, em ratos parkinsonizados (6-OHDA com injeção de anfetamina) com a proporção equivalente ao conteúdo de levodopa planejado (50 mg de carbidopa para 125 e 250 mg de levodopa sintético equivalente a 2,5 gramas e 5 gramas de pó da semente) com que a mucuna tem sido duas vezes tão eficaz quanto antiparkinson [76], valorizando a rotação contralateral (para o lado lesionado).

Carbidopa melhora os levodopa sintético Sinemet evitando periféricos efeitos colaterais (náuseas, taquicardia) e aumenta a sua eficácia. Também, carbidopa melhora ainda mais para a mucuna: diminui os efeitos colaterais já suaves e faz o dobro ou triplo do poderoso[26].

MUCUNA NÃO CAUSA DISCINESIAS EM MACACOS

Esta experiência, desta vez em macacos (hemiparkinsonizados com MPTP), é duplamente importante.

Um grupo foi tratado com Sinemet (carbidopa e levodopa)-outros com mucuna carbidopa mais e o terceiro só com mucuna. Tudo melhorou seus sintomas.

As discinesias foram então avaliada estudando a actividade espontânea da substantia nigra. Discinesias mais velhos apareceu no grupo Sinemet. Os tratados com a combinação de mucuna e carbidopa tinham discinesias mais moderados. Enquanto em que eles só tiveram de mucuna é sem[33].

MUCUNA CRÔNICA SEM DISCINESIAS EM RATOS

Uma experiência semelhante, usando apenas roedores e tratamento mais longo (um ano). Desta vez comparada com mucuna Prolopa.

Um grupo foi tratado com Prolopa (levodopa e benzerazida),-outros com mucuna benzerazida mais e o terceiro só com mucuna e seguido por um ano. Tudo melhorou seus sintomas mas mais evidente que usado com benzerazida mucuna. Destaques foram os resultados a longo prazo: um ano despois, grupos de Prolopa tinham discinesias grandes.

Tratados com mucuna e benzerazida, alguns discinesias mas muito menor. E aqueles que apenas tomaram mucuna... não[78].

Isto sugere que a mucuna contém ingredientes desconhecidos que também têm ações semelhantes à benzerazida e carbidopa (os inibidores de descarboxilase) ou não precisam de muito este plug-in para melhorar os sintomas parkinsonianos.

MUCUNA MELHORA DISCINESIAS PELO HALOPERIDOL

Extratos de mucuna não só não produziu discinesias após tratamentos prolongados, mas em outro experimento, com diferentes discinesias (causadas por neurolépticos como haloperidol), administração de mucuna aliviou o repetitivo [79].

MUCUNA É NEUROPROTETOR

A maioria dos médicos acreditam que levodopa (sintético é usado até agora) é prejudicial, pois contribui de forma radical livre entre outras coisas.

Algumas opiniões autoritativos discordar e reduzir esse mito de "tóxico levodopa" quando são usadas em doses baixas.

Bem, parece que a levodopa natural mucuna (ou conjunto de componentes) não é apenas não tóxica mas é neuroprotetor [80]. Assim têm comprobado (anteriormente parkinsonizados com 6-hydroxydopamine) de ratos que receberam levodopa sintético ou mucuna.

Tratados com mucuna melhorar mais sobre os sintomas e também, quando foram abatidos um ano mais tarde, foi encontrado que restaurou o conteúdo significativo de endógena levodopa, dopamina, noradrenalina e serotonina no *substantia nigra* [35].

Atributos a mucuna contém também NADH (mascando adenina dinucleótido) e coenzima Q-10, que são conhecidos por proteger o mal de parkinson.

MUCUNA É QUELANTES E ANTIOXIDANTES

Outros estudos com roedores concordam que o extracto de mucuna é claramente neuroprotective em comparação com levodopa sintético [81], ou com estrogênio [82].

É acreditado para ser devido à sua atividade antioxidante e (quelante de ferro), evitando maiores efeitos mutagênicos no DNA [83] [84].

MUCUNA MELHOROU O COMPORTAMENTO DOS RATOS

O antioxidante e neuroprotetor do extrato de mucuna também tem sido demonstrado em roedores modelos que tenham sido administrados nervo tóxico como o Paraquat.

Apart de laboratório dados destaques a melhoria cognitiva e comportamento dos animais [85].

E NENHUMA DOSE DE UPLOAD AO LONGO DO TEMPO!

Parece bom demais ser verdade: mucuna levodopa não só produz discinesias, mas melhora a levodopa sintético anterior.

Mas é, além disso, não teria de aumentar gradualmente a dosagem conforme o tempo passa, como nas drogas sintéticas.

Eu literalmente traduzir os benefícios da mucuna na patente a Van der Giessen, Olanow, Lees e trechos de Wagner [37] e que se estendem até o próximo capítulo:

" " *Terapia do levodopa convencional requer um aumento gradual da dose eficaz com a passagem do tempo como resultado a progressão da doença e/ou os efeitos neurotóxicos da l-dopa ou dopamina aumentam de reacções tóxicas e, ao longo do tempo, a aparência de dicinesias que aumentam em intensidade com a dose. Em ensaios clínicos com preparações à base de sementes de mucuna lascívia esses fenômenos negativos não observados, enquanto para o tratamento eficaz da doença de Parkinson, Mucuna pruriens dose de levodopa manteve-se relativamente estáveis durante longos períodos de tempo e discinesias, parecem aparecer com menos frequência e intensidade, mesmo em pacientes que anteriormente tinha discinesias por terapia prolongada com levodopa convencional*[(37)] ".

Lendo isso, é surpreendente que a mucuna não já está em todas as farmácias como medicamento revolucionário.

Mucuna pruriens and extracts thereof for the treatment of neurological diseases
WO 2004039385 A2

Número de publicación	WO2004039385 A2
Tipo de publicación	Solicitud
Número de solicitud	PCT/EP2003/010975
Fecha de publicación	13 May 2004
Fecha de presentación	2 Oct 2003
Fecha de prioridad ⑦	30 Oct 2002
También publicado como	CA2504201A1, 6 más »
Inventores	Andrew Lees, Waren C Olanow, Der Giessen Rob Van, Hildebert Wagner

---

NEUROLOGISTAS TÊM PATENTEADA MUCUNA

Dois neurologistas famosos e um professor de Phytomedicine têm patenteado um extrato de semente de mucuna para tratar Parkinson.

---

6. Neurologistas têm patenteada a mucuna

Por milênios na medicina da Índia, as pessoas com doença de Parkinson são tratados com mucuna. Os resultados são bons e há poucos efeitos colaterais.

Essa longa experiência chamou a atenção de alguns neurologistas. Desde 1990, eles começaram a fazer estudos clínicos sérios e confirmou os benefícios destas ervas indianas..

Experimentos com ratos também provaram que a levodopa natural melhorou os sintomas e produziu menos dano do que a sintética.

Concluiu-se que o extracto de *Mucuna pruriens* contêm altas concentrações de levodopa natural e que é mais eficaz, melhor tolerados e com menos efeitos colaterais que o sintético.

Eu finalmente convenceu quando eu soube que dois neurologistas famosos, especialistas mundiais na doença de Parkinson (Olanow e Lees, etc.) haviam patenteado o extracto de mucuna na Alemanha e nos Estados Unidos.

Eles não podiam "inventar" M.pruriens, um tratamento que já existe há milhares de anos, mas patentearam métodos para extrair levodopa natural da planta (em conjunto com outras substâncias).

Eles não estão sozinhos. Outros neurologistas de prestígio (Manyam, Pruthi, etc.) também têm patenteado diferentes maneiras de extrair mucuna com pequenas diferenças.

Mucuna tem algo que todos querem endossar, é uma carreira comercial. Esperamos que isso seja para o benefício dos pacientes.

DR. OLANOW E DR. LEES

Estes dois neurologistas são um exemplo, quase um mito, para tudo o que nós estamos interessados na doença de Parkinson.

C. Warren Olanow, formou-se na Universidade de Columbia e é professor na Monte Sinai School. Ele foi presidente da Movement Disorder Society e membro do comitê diretivo da investigação biomédica para NASA.

Autor de mais de 300 publicações na neurodegeneração e Parkinson, na década anterior foi número 1 nos Estados Unidos (em quarto lugar no mundo) em termos de citações de investigação.

68

Andrew Lees mostra um sopro de ousadia e heterodoxia em alguns dos temas que ele escolhe: lembro-me de suas conferências sobre "homeostasia hedônica" (equilíbrio interno de prazeres e emoções).

Eu não estou surpreso que ele estava interessado em novos horizontes para o tratamento do mal de Parkinson... como ervas Ayurvédicas.

Um neurologista ortodoxo teria rejeitado essa idéia. Mas Dr. Lees percebeu as vantagens. Ele é Professor no Hospital Nacional, Queen Square, Londres; definiu os critérios para o diagnóstico da doença de Parkinson que são atualmente usados e em 2011 foi o investigador para Parkinson mais citado em todo o mundo.

PATENTES DOS EXTRACTOS DE MUCUNA

Não são novatos ou charlatães aqueles que patentearam os extratos de mucuna: WO 2004039385-A2(86)e EUA 7470441-B2(37).

Neurologistas C.W. Olanow e A. Lees são líderes mundiais em Parkinson, e eu os vi em muitos congressos.

Dos outros signatários eu reconheci Wagner, que é a cabeça de um editor de revista Phytomedicine. E Der Giessen, que parece estar relacionado com a indústria farmacêutica.

Os quatro, uma grande equipa, informaran métodos de extracção de sementes de mucuna: não apenas para levodopa, mas qualquer um dos seus ingredientes, para "aliviar ou tratar doenças neurológicas", para uso geral em "combinações farmacêuticas com a função neurológica protetora ou neuroestimuladora" e, mais especificamente, para o "tratamento da doença de Parkinson ".

ZANDOPA PATENTES E MUCUNA COMBINADA

Já mencionamos a marca Zandopa de laboratórios Zandu, que possui o pó de mucuna conhecido como HP-200, usado em ensaios clínicos[73] [87] e que é comercializado por vários anos.

Pruthi patenteou[88] uma combinação de Ayurveda que contém principalmente mucuna (entre 55 e 99%), *Piper Longum* e *Zingiber Officinalis*. Eles descreveram uma mulher 51 anos de idade com doença de Parkinson, que não tolerava os medicamentos convencionais e ela tomou essa combinação de mucuna por 12 anos.

Durante este longo período verificou-se que a evolução da doença tinha sido muito lento e sem efeitos colaterais.

ELES PATENTEARAM EXTRATO CONCENTRADO

O problema do pó de sementes de mucuna e seus extratos primeiros é o grande volume das leguminosas que devem ser ingeridas para alcançar um nível suficiente de levodopa no sangue. Isso produz saciedade e provoca desconforto gastrointestinal e muitas desistências.

Para evitar esse problema, Manyam patenteou um método [89] para remover as matérias gordas dos cotilédones de sementes. Assim, usando etanol como solvente, um extrato concentrado pode ser isololado e depois liofilizado.

O resultado é que se convertem dois quilos e meio de mucuna em 46 gramas de pó, preservando (e até mesmo aumentando) a proporção relativa da levodopa.

Fica, assim, reduzir para menos de 2% da planta para comer, o que pode ser fornecido em comprimidos, cápsulas ou xarope. Do mesmo modo, pode diluiu-se para injeção [89].

Além disso, este extrato de mucuna mostra sua eficácia *in vitro* e nos sintomas: em ratos parkinsonizadas com este extrato a melhoria é dobro da levodopa sintética [76]. As vantagens são enormes.

VANTAGENS EM RELAÇÃO A LEVODOPA CONVENCIONAL

Os fundamentos da patente, baseados nas obras que eles fornecem, descrevem que, em relação aos medicamentos regulares com levodopa-carbidopa (Sinemet) ou levodopa-beserazida (Prolopa), os extratos de mucuna têm vantagens muito importantes que confirmam o já detalhado no capítulo anterior.

UMA MAIOR JANELA TERAPÊUTICA

Janela terapêutica é o intervalo em que uma droga pode ser usada sem causar efeitos tóxicos. Essa janela o margem é maior na mucuna. Isso significa que há muita diferença entre a dose eficaz de mucuna e que pode causar danos ao organismo.

COM MUCUNA MELHORAM ANTES

Quando os pacientes receberam uma pílula de Sinemet eles notara, o efeito "on" depois de 54 minutos, e quando tomaram a mucuna já estavam ativos aos 23 ou 27 minutos (dependendo da dose) [26].

O EFEITO DA MUCUNA DURA MAIS

Mucuna (numa dose de 30 gramas) não era apenas mais rápido para agir, mas também mostrou que ela foi eficaz por mais tempo: com extrato de semente de pacientes eram ativos 204 minutos, batendo a pílula em mais de meia hora [26].

MENOS TÓXICO DO QUE A LEVODOPA SINTÉTICO

Os investigadores não encontraram nenhuma toxicidade aguda ou crónica. Mesmo com altas doses de mucuna os efeitos indesejáveis foram escassos (náuseas, desconforto abdominal) e menos que com o equivalente de drogas convencionais[37].

Em estudos a longo prazo mucuna têm demonstrado (em macacos e ratos) que as temidas discinesias e outros sintomas de tratamento crônico de levodopa são menores, e mesmo em alguns casos tendem a melhorar [33] [78].

A TERAPIA DE COMBINAÇÃO É ADIADA

Esta declaração foi exibida no preâmbulo que justifica a patente. Os dois neurologistas famosos e o Professor de Fitoterapia acreditam que o tratamento com mucuna pode ser suficiente para um período de tempo e, portanto, o uso de levodopa sintética o terapia combinada (levodopa mais agonistas) podem ser adiados.

MUCUNA PARA QUASE TUDO

Mucuna, de acordo com alguns, poderia ser usado para quase todas as doenças que estuda um neurologista. Estes reconhecidos especialistas acreditam que os extractos mucuna poderia ser utilizado para tratar vários processos neurodegenerativos.

Eles têm expressamente registrado a possibilidade de usar extratos mucuna contra na doença de Parkinson, Coreia de Huntington, Alzheimer ou demência vascular[37], muitas outras patologias da nutrição e metabólicas, endócrinas, imunológicas e sistêmicas (deficiência de vitaminas, lúpus, desmielinizantes...) e outras lesões de origem traumático, isquêmico ou neurotóxico[86].

INGREDIENTES ESCONDIDOS NA MUCUNA

Como o feijoeiro comum, mucuna contém, além de levodopa, outros produtos: provavelmente algumas substâncias com efeito semelhante a carbidopa (que inibem a descarboxilase), ou características ainda desconhecidas.

Pacientes com doença de Parkinson com a mesma dose de medicação, passam por oscilações dos sintomas que elesd não podem prever e dependem de muitos factores.

Sabe-se que os níveis plasmáticos de levodopa irá variar dependendo de diversas causas: esvaziamento gástrico, transporte ativo intestinal, concorrência na barreira hemato-encefálica, etc.

Bem, o mucuna deve conter algumas substâncias que, em uma ou mais formas de aumentar a eficácia da levodopa, e poderia até ser que alguns dos seus componentes tinha actividade como um agonista da dopamina.

Mais estudos são necessários, essenciais. Por exemplo, pode haver: carbidopa (ou outros inibidores da descarboxilase), enzimas com ação como entacapona ou tolcapona, substâncias que promovem a motilidade intestinal (melhorando o esvaziamento gástrico), aminoácidos que promovem a absorção intestinal ou atravessam a barreira hemato-encefálica...

MUCUNA RETORNA A COR DO CABELOS BRANCOS

Os cabelos brancos prematuros são mais freqüente em parkinsonianos (existem relações complexas entre a melanina e dopamina).

A imaginação popular vê cabelos grisalhos ou brancos como um sinal de sofrimento ou prematuro envelhecimento aviso. [90] [91]

Clássicos latino romântico e romancistas o sentiu; como Poe em sua história "Uma descida no Maelström", em que o náufrago e envelhecido e seu cabelos ficaram brancos do sofrimento numa única noite.

A surpresa vem para ver que com mucuna os cabelos recuperam sua antiga cor escura.

Foi em uma parkinsoniana, com seus cabelos completamente brancos, que, após três meses de tratamento com mucuna, seu cabelo ficou preto [92], como quando ela era jovem.

Para refletir.

MUCUNA É MAIS DO QUE A LEVODOPA

Com os dados disponíveis, é mostrado que mucuna pruriens tem propriedades especiais que a distinguem de levodopa sintética.

Vou citar textualmente os fundamentos de patente Olanow e Lees: *"formulações de Mucuna pruriens parecem ter vantagens potenciais sobre levodopa sintético de preparações comercialmente disponível[37]"*.

Sua levodopa natural é combinada com ingredientes (conhecidos ou não) que contribuem para melhorar os sintomas parkinsonianos e reduzir discinesias. [33] [86]

Isto abre importantes expectativas de terapêutica nos pacientes e esperamos que outros estudos confirmam que extratos de sementes de mucuna são uma alternativa eficaz e segura [33].

Por agora, pacientes em uso de mucuna, sob orientação médica, referem em geral eles são capazes de reduzir a dose das preparações comerciais (Sinemet, Prolopa), e eles têm menos efeitos colaterais de curto e longo prazo.

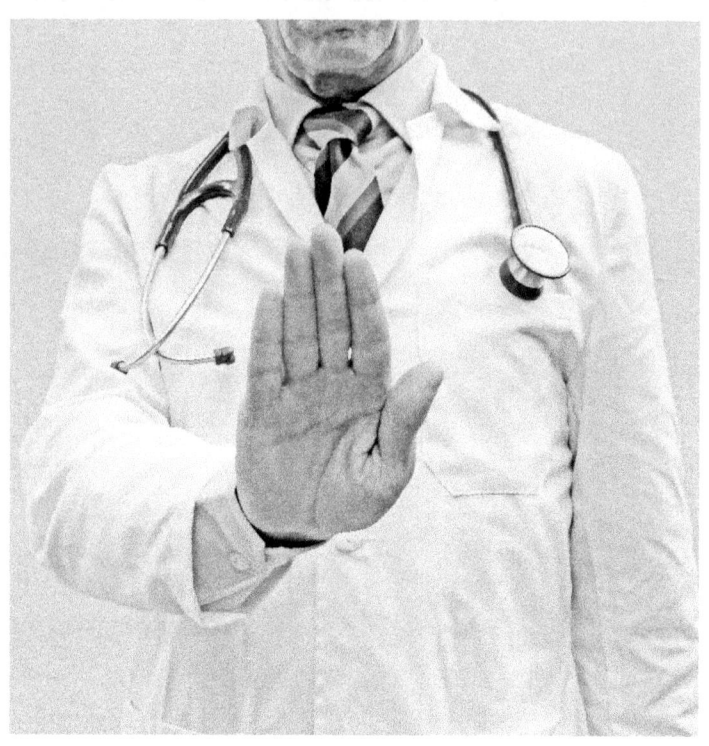

CONTRA-INDICAÇÕES E PRECAUÇÕES

Mucuna tem contra-indicações gerais, semelhantes a levodopa sintética, e deverão atender outras situações especiais em pacientes. Sempre sob supervisão médica.

7. Contraindicações e precauções

Mucuna tem algumas desvantagens. Em princípio, na medida em que contém levodopa (embora com outros ingredientes naturais que melhoram a tolerância), tem muitas das contraindicações e precauções de levodopa sintética.

Mas eu prefiro começar com o principal obstáculo ao bom uso da mucuna: a ignorância do paciente e, às vezes, a falta de informação do médico que deverá conduzir, em todos os momentos, o tratamento.

PACIENTES QUE NÃO SABEM O QUE ELES TOMAM

O principal obstáculo ao tratamento com mucuna é que os pacientes não têm ideias claras sobre o que eles pretendem usar.

Eles já ouviu falar de vários casos em que a mucuna é muito melhor, mas os comentários são quase sempre as pessoas sem conhecimento científico, ou que leram na publicidade de produtos.

Mucuna é vendido livremente na Internet, e muitos pacientes levá-lo sem supervisão médica. E algo ainda pior, eles elucubram em opiniões infundadas tiradas dos fóruns e, em seguida, eles não têm bem digeridas em seu cérebro devido à falta de conhecimentos básicos e também porque o desespero leva-los a tentar qualquer coisa.

DESPREZAR O QUE IGNORADO

Muitos pacientes se queixam de desdém quando eles consultam a seus médicos sobre se eles podem adicionar mucuna à seu tratamento.

É uma terapia "não-ortodoxa" e é perfeitamente compreensível que um médico não quiser usá-la, porque não é parte da medicação oficial, que geralmente nós prescrevemos.

Além disso, devemos reconhecer que supõe um esforço adicional e não é fácil de incorporar a mucuna gradualmente a um paciente que vem com outras drogas. Devemos estudar e projetar uma estratégia personalizada para cada caso.

Mas não é bom para os pacientes a tomar mucuna em segredo. Portanto, seria desejável que os médicos nos informásemos antes sobre a mucuna, sem desprezar com antecedência aquilo que é ignorado

Depois de estudar as suas propriedades, após ponderar suas vantagens e desvantagens, então podemos decidir, com base, se útil, neutro ou desaconselhável para um caso específico.

Quando o paciente vê sabemos bem o assunto, ele vai confiar em nós e ele obedecerá se vamos proibir a mucuna ou se nós recomendamos um padrão de aumento gradual. Mas a confiança vai depender do grau de informação que ele atribui a nós e nossas capacidades de persuasão.

PORQUE NENHUM PROBLEMA SÉRIO?

Mas qualquer um pode comprar sem receita médica, e muitos pacientes levám-la sem supervisão médica, sem saber bem suas propriedades. Além disso, eles ignoram os efeitos colaterais ou complicações que podem ocorrer; eles não sabem as contra-indicações e interacções com outros medicamentos e não atendem às diferenças individuais.

Este cenário sugere um problema de saúde pública mas, felizmente, não costumam causar problemas sérios. Por quê?

Eu acho que uma das causas é a segurança dos componentes da mucuna que tem sido utilizada na Índia há milênios, em milhares ou centenas de milhares de pacientes, sem efeitos nocivos significativos, embora seus conhecimentos teóricos são mínimos na perspectiva da nossa medicina ocidental.

Outra questão é que actualmente mucuna tende a ser usada em pequenas doses, como um suplemento nutricional. Embora não seja sempre o caso: existem alguns preparados com doses excessivas, especialmente se combinado com carbidopa de Sinemet, Prolopa, Stalevo ou com agonistas ou outras drougas anti-parkinsonianas. Nestas situações é necessário ser extremamente cauteloso.

CONTRA-INDICAÇÕES TEÓRICAS COMO LEVODOPA

Embora é melhor tolerada, a levodopa natural da mucuna, na teoria terão as mesmas contra-indicações, interações e precauções da levodopa sintética:

Contra-indicada em crianças, gravidez e amamentação (inibe a prolactina) e esquizofrenia ou psicose.

Cuidado (e melhor evitar) nas doenças cardíacas ou diabetes de grau medio a severo.

Não dar-lhe com IMAO, ou com ergoticos.

Precaução (efeito aditivo) se toma Levodopa (Sinemet, Prolopa), inibidores da COMT (Entacapone, Stalevo), agonistas da dopamina (Rotigotina, Pramipexol, Ropinirol).

INTERAÇÕES COMO LEVODOPA

Antieméticos neurolépticos: metoclorpramida.

Neurolépticos antipsicóticos.

Tetrabenazine. Baclofen.

Ayahuasca e outros psicoanalepticos.

Inibidores MAO não selectivos (contra-indicado).

Inibidores da Mao-B: cautela, avaliação da resposta individual.

Anticolinérgicos. Inibidores da recaptação da dopamina.

Levodopa e feijões (efeito aditivo).

Ergoticos e outro dopaminérgico (efeito aditivo).

Anti-hipertensivos, antidepressivos, sedativos fortes, anti-prostaticos (bloqueadores alfa): pode favorecer a hipotensão ortostática.

Que inibem a absorção de levodopa: espiramicina, sais de ferro, antiácidos e protetores gástricos.

EFEITOS ADVERSOS COMO LEVODOPA

Deve ser evitada em indivíduos com conhecida alergia ou hipersensibilidade a mucuna pruriens ou seus componentes.

Há poucos efeitos colaterais de mucuna. Em um estudo de pacientes com doença de Parkinson, um derivado da *Mucuna pruriens* causou efeitos adversos leves que eram principalmente gastrointestinais na natureza.

Casos de psicose tóxica aguda [93] provavelmente porque contém levodopa. Tal como acontece com Sinemet e Prolopa, seu uso deve ser limitado nos pacientes com psicose ou esquizofrenia

ADVERTÊNCIAS ESPECÍFICAS DA MUCUNA

Partimos do princípio que todas as contra-indicações, interações, precauções e efeitos colaterais que sabemos de levodopa sintético devem ser consideradas quando se toma a levodopa da mucuna.

Contra-indicações específicas de mucuna são anticoagulantes e antiinflamatórios: as folhas de mucuna aumentaram o tempo de coagulação.

Não dar-lhe com anticoagulantes (Sintrom, Dabigatran, heparina, varfarina). Evite antiplaquetária como clopidogrel. Cautela considerando o efeito aditivo com ácido acetil-salicílico e AINEs (antiinflamatórios não-esteróides).

Cuidado com antidiabético: mucuna baixa a glicose no sangue o que deve ser tomado em conta o seu potencial efeito aditivo.

84

Outras interações são possíveis: sempre consultar o seu médico regular.

Por um lado se pode alegar que a mucuna está sendo usada por muitos séculos na Índia; além disso, há vários anos, ela é comprada sem receita on-line sem saber casos graves. Mas isso é apenas uma apreciação..

Nós temos milhares de artigos sobre Sinemet e Prolopa enquanto publicações em mucuna ainda são escassas; de modo que a pruedencia é necessária quando se utiliza mucuna. Embora nós suspeitamos que o futuro pode ser positivo mais pesquisa devem primeiramente confirmar-lo.

CUIDADO SE COMBINAM MUCUNA E CHÁ VERDE

Chá verde aumenta o efeito das feijão em geral e da mucuna em particular. Este efeito também pode ser visto em pacientes que tomam drogas tipo Sinemet ou Prolopa: deve saber queste fenômeno pode ter ação aditiva.

Algo que actua como carbidopa. Polifenóis do chá verde inibem a dopa-descarboxilase[94] mesmo que carbidopa ou benzerazida no Sinemet ou Prolopa.

Algo que actua como entacapone. Há um outro ponifenol de chá verde, EGCG (Epi-Galo-Catecin-galato) que favorece a entrada para o cérebro da levodopa e prolonga sua biodisponibilidade no sangue porque inibe a enzima COMT[95].

Esta ação é similar do Entacapone; ou seja, os feijões misturados com chá verde têm efeitos semelhantes para o Stalevo, mas com diferentes proporções. Assim, se uma pessoa normalmente toma levodopa (mucuna ou outro feijão), sua eficácia será reforçada. Isto deve ser levado em conta, desde há risco de sobredosagem. Sempre consulte seu médico.

Estes efeitos descritos de chá verde são independentes de seus outros benefícios neuroprotetores [96] que o torna aconselhável em muitos parkinsonianos.

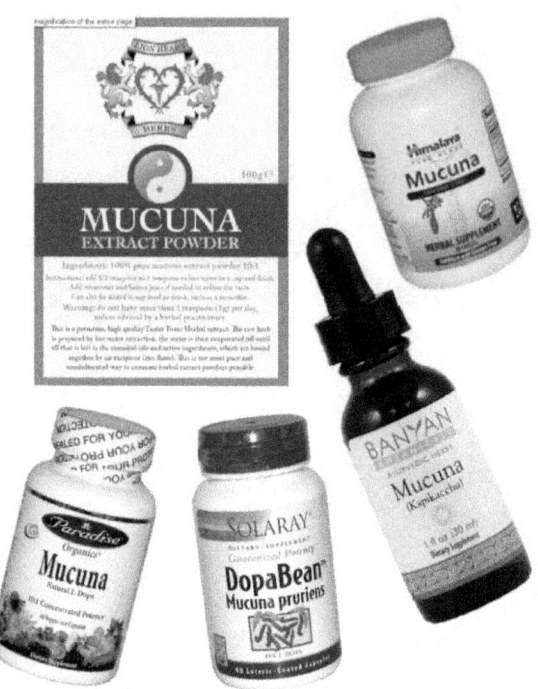

MUITOS PRODUTOS COM MUCUNA

Mucuna é vendido em várias formas: em pó, grânulos ou cápsulas. Tenha cuidado com as diferentes dosagens e formas. Você tem que saber o que compra.

8. Dosagem e apresentações

Para usar de forma adequada mucuna é necessário saber o que vai fazer: só vou usar uma planta contendo levodopa natural em vez do levodopa sintética dos medicamentos habituales.

Isso parece simples, mas o problema é que as doses e concentrações são diferentes, que as orientações devem ser individualizadas e, como já dissemos, o paciente (e alguns médicos) têm pouca informação.

ANTES DE USAR MUCUNA

Você deve encontrar um neurologista que está suficientemente documentada sobre esta interessante planta e como ele pode influenciar o tratamento do mal de Parkinson. Consulte-lhe tudo, escondendo nada.

ESTRATÉGIA PARA INICIAR MUCUNA

Primeiro, pergunte ao seu neurologista, que conhece o seu caso. Ele pode dizer-lhe primeiro se mucuna pode fazer bem ou não no seu caso, dependendo de como a doença de Parkinson e considerando se você tem outras comorbidades.

Em segundo lugar, dependendo da dose de mucuna que será utilizada, voçê terá que comprar uma ou outra formulação. É prudente começar pelas marcas que trazem uma dose baixa e ir para cima. Paciência no início é a chave. Se você tentar uma rápida melhoria é muito provável que tenha alguns efeitos colaterales, geralmente leves, mas irritantes. E se sobe muito lentamente pode pensar que a mucuna não serve e retirar-se.

Terceiro, os ajustes de tratamento: quase sempre têm que reduzir e muitas vezes remover alguns dos medicamentos que voçê estava tomando para a doença de Parkinson.

CUIDADO COM ERROS DE DOSAGEM

Não há dose eficaz comprovada da mucuna. Em alguns estudos, os pacientes com doença de Parkinson são administrados por via oral com 15 ou 30 gramas de uma preparação de mucuna para uma semana, mas eu aconselho contra estas doses.

Qualquer medicação (e mucuna é) deve começar a ser tomado com doses baixas e tendo em conta as características do doente, e sabendo que se pretende.

90

As doses de 15 e 30 gramas de extrato de semente de mucuna foram utilizadas para uma experiência específica, com exames médicos rigorosos, sabendo bem a formulação do produto e suo origem, e tendo em conta muitos outros fatores: eles tinham selecionado pacientes sem contra-indicações, e foram removidas medicamentos incompatíveis e aqueles que poderiam alterar a absorção ou o metabolismo da levodopa, etc.

E isso não é o que acontece quando uma compra mucuna paciente em qualquer lugar, e ele administra na sua casa por conta própria.

CUIDADO AO COMPRAR MUCUNA

Não é a mesma coisa que você comprou 200 cápsulas miligrama de 15% (30 mg levodopa) ou se você tem doses de 800 mg de 50% (400 mg levodopa). Este dosagem é mais de 13 vezes superior.

Alguns compraram no eBay a um revendedor desconhecido um saco de pó com conteúdo e concentração indeterminado ou não garantido é claro. E o paciente faz a sua própria dissolução sem saber o que vai beber: poeira está usando sementes, caule, folha ou planta inteira?

Eles só devem ser utilizados, e mais no início, extratos de mucuna conhecidos, de provedores de confiança. O último capítulo é um breve relacionamento.

CONSIDERAR O PREÇO

O preço da mucuna, sem ser elevado pode ser excessivo para alguns e, especialmente a longo prazo, é importante, porque eles vão estar muitos meses ou anos a usá-lo.

No entanto, inicialmente o preço pouco importa porque o mais importante é estabelecer a dose ajustada para cada paciente. A estratégia lógica ea única coisa que eu recomendo é começar com doses muito baixas que, em seguida, vai aumentar.

Nesta fase inicial as despesas diárias serão mínimas porque as doses são baixas. O importante é uma marca de confiança eo produto tem baixas concentrações de levodopa natural.

É necessário verificar se a mucuna melhora ou não. Não é o momento para comprar qualquer preparado estranho, vindo de países distantes ou foi obtido de fornecedores desconhecidos no *eBay*.

Mais tarde, quando é conhecido o dosagem para um determinado paciente, é bom considerar a longo prazo um produto econômico, desde que seja seguro.

APRESENTAÇÕES

Há muitos disponíveis, de modo que a busca na Internet produz um frenesi de ofertas comerciais.

Eu selecionei algumas marcas com base em critérios lógicos: o mais histórico, mais conhecido e mais utilizado, aquelas que descrevem claramente o conteúdo ea dosagem recomendada, e aqueles que oferecem fornecedores confiáveis.

Em futuras edições deste livro e seu reflexo na web (www.mucuna.es, www.parkinson-mucuna.com) eu vou expandir e e tornar mais específico o catálogo das varias formulações, concentrações e diferentes quantidades totais. Assim, será mais fácil para adaptá-las a cada caso específico.

Vou dar aqui um resumo das apresentações de mucuna agrupo em quatro seções:

Pó de Mucuna

Mucuna em extratos concentrados ou tinturas

Mucuna em cápsulas ou comprimidos de baixa dose ideal (15 a 30 mg de levodopa "real" natural); são ideais para começar a tomar mucuna.

Mucuna em cápsulas ou comprimidos de dose média

Mucuna em cápsulas ou comprimidos de dose elevada

Há muitos disponíveis e mais barato, mas, sempre que possível, eu escolhi critérios de referência e fornecedores credenciados.

Entre estes, eu preferi Anastore (que tem representação em Espanha e França) e Amazon, que vende mucuna em França mas não em Espanha.

Outros provedores de residem nos Estados Unidos (Amazon.com, iHerb) que torna o produto mais caro, porque você tem que pagar direitos aduaneiros nos países que podem ser comprados. O momento para a Espanha, eles tendem a recusar o embarque. Opção seria obtê-los no eBay, mas teria que ser muito segura do fornecedor.

Pó de Mucuna

A apresentação clássica é pó de mucuna. É muito incómodo para preparar a diluição do pó em água ou outro líquido (não utilizar o leite, porque impede a absorção) e tem um sabor desagradável, que é ocultado endulzándolo.

A grande vantagem é a capacidade de ajustar exatamente pequenas doses que são sempre recomendados quando você está começando. E em países como a Espanha, onde há dificuldade em encontrar cápsulas ou comprimidos em doses baixas, uma opção para utilizar.

Existem muitas marcas e ofertas, mas aqui apenas descrevo o original, que é enviado diretamente da Índia.

ZANDOPA HP-200.

É a medicação que é legalizada na Índia, depois que o bem conhecido ensaio com semente de mucuna pó saquetas (7,5 gramas com levodopa 250 mg, ou seja, a 3,3%), que deu uma média de 6 sacos de chá (±3).

Quero enfatizar que esta dose de levodopa de mucuna natural é relativamente alta (1.500 miligramas), especialmente para aqueles que nunca antes tinha tomado levodopa. E se eles têm associado um ou dois comprimidos de Sinemet, overdose teria sido seguro. Se não é produzido mais problemas é porque para esta levodopa natural não é combinada com carbidopa (como no Sinemet).

Em teoria este levodopa de mucuna sem carbidopa deve ser rapidamente removia da sangue... exceto que a planta leva outros ingredientes para evitá-lo.

Depois de tomar essa forma de mucuna em pó (dissolvido em água), os níveis de levodopa no sangue mostram uma farmacocinética similar a da levodopa sintético exceto que dose de pico não é tão marcado[87], e a eficácia clínica é semelhante ou maior.

ERROS COMUNS NA DOSE DE ZANDOPA

Equivalências de Zandopa em pó são aplicadas para aqueles que tomam levodopa isoladamente (sem carbidopa). Mas no Ocidente a levodopa isolada não é utilizada pelo que não podem ser copiadas essas doses publicadas.

De acordo com o fabricante, cada medida do pó de mucuna (7,5 gramas) que venderam é equivalente a 250 mg de levodopa sintético. Mas isso é quando eles não tomam carbidopa. Nos parkinsonianos que combinan de mucuna com Sinemet ou Stalevo é necessário considerar que a carbidopa está funcionando.

Então, a equivalência que dá Zandopa (no prospecto) é substituir um comprimido de Sinemet 25 /250 por 30 gramas de pó (4 medidas). Esta é a proporção que foi usada na publicação inicial, mas na prática é muito alta, pode causar efeitos colaterais (náuseas, vômitos e mal-estar) e eu desaconselho.

O dosagem é individual e deve começar a pequenas doses, com espaçamento. O laboratório comprovado esse mesmo e assim pega já na brochura, embora não suficiente destacado.

Mucuna em doses muito baixas (15-30 mg)

Dissemos que é altamente recomendado para iniciar com doses baixas de mucuna para encontrar o que se adapta cada caso e situação.

Com esse objectivo pode ser feito os primeiros testes com pequenas doses. Os preparados de baixo concentrado não são indicados para tratamento da doença de Parkinson, mas são recomendados regularmente como "tônico", afrodisíaco suave ou revitalizante geral.

HIMALAIA

É promovido como "tônico para os nervos". Vem em cápsulas de 250 mg de extracto de mucuna 6%, que equivale a 15 mg de levodopa natural. No momento, ele aparece somente nos Estados Unidos e não é enviado a Espanha.

ADVANCE PHYSICIAN

São cápsulas de 200 mg de extrato de mucuna em que a concentração não aparece, o que significa que geralmente é baixa (15% ou menos). Nem ele é enviado para Espanha.

Mucuna em doses baixas (50-60 mg)

Eles estão disponíveis em Espanha através de Andorra e França. Apresentam três marcas.

SOLARAY DOPA FEIJÃO

É anunciado como um suplemento dietético, sem especificar que serve como um tratamento para a doença de Parkinson. Cada cápsula tem 333 mg de extracto de sementes de mucuna pruriens para 15%, o que significa 50 mg de levodopa natural (equivalente a metade da levodopa no Sinemet Plus e a quinta parte de um comprimido de Sinemet 25/250). É uma boa escolha para começar. Enviam de Andorra.

AYURVANA MUCUNA

Muito semelhante a anterior, contém 370 mg de extracto de mucuna para 15% que significa 55 mg de levodopa natural. Você pode pedir a Amazon França.

BONUSAN

Eles são vegetais cápsulas de 400 mg mucuna 15%, ou seja, 60 mg de levodopa. É um outro produto francês. Você pode perguntar a Andorra, mas também fornece-la qualquer farmácia em Barcelona e, recentemente, um líder em e-commerce entrega-lo em menos de 4 dias (ver capítulo 12).

Mucuna em doses médias (75-100 mg)

Vou mencionar duas marcas; ambas estão disponíveis através da delegação francesa da Amazon, e porque eles já são doses significativas eu insisto ainda mais sobre a necessidade de ser prescrita controlada por um médico.

VITAWORLD

500 miligramas de mucuna cápsulas 15%, cerca de 75 mg de levodopa.

ANASTORE

Possivelmente o mais fácil de obter em nosso país, como este provedor tem delegação espanhola, embora ele importa o produto de França. Contem 100 mg de levodopa 100mg (o mesmo que um Sinemet) está em uma cápsula de 200 mg de extracto de mucuna muito concentrado (50%).

BIOVEA MUCUNA DOPA

Está disponível por menos tempo, mas você já pode comprar na Espanha e quase em qualquer lugar do mundo. Em cada cápsula há 250 mg de sementes de mucuna ao 40% (100 mg de levodopa).

Mucuna em altas doses (100 mg)

Eu aconselho você a usar depois que eles bem conhecem a dose ajustada pelo médico para cada pessoa.

NOW DOPA MUCUNA

Já são 120 miligramas de levodopa natural em cada cápsula que é grande porque tem uma concentração baixa (15%) e precisa de 800 mg de pó da semente. É vendida na França, e pode ser encomendado online.

Elixir ou gotas de Mucuna

Eles são difíceis de comprar, as concentrações tendem a ser demasiado elevadas e é mais problema atinar com a dose, a menos que seja um especialista. Eu não aconselho.

Mucuna combinada com outras substâncias

Algumas teorias acreditam que há pessoas com uma deficiência nutricional ou desequilíbrio relativas a certos aminoácidos precursores da dopamina e serotonina [97], e que isso provoca ou agrava a doença de Parkinson, a depressão e outros distúrbios relacionados com monoamines de ação central.

Nessa linha foram proposto combinados da mucuna com tirosina, triptofano e outros para recuperar esse desequilíbrio de aminoácidos.

Isto é suportado por uma teoria muito divulgada [98] na que destaca Dr. Hinz e existem produtos que aliam levodopa, triptofano, tirosina, cisteína e cofactores tentando reequilibrar esses equilibrios.

Podem ser úteis, e no futuro deverá ser mais estudos sobre o efeito dos aminoácidos e outros aspectos nutricionais na doença de Parkinson, e as diferenças de ação da levodopa. Alguns avanços no tratamento virá desse lado, mas ainda não há nada certo e poderiam ser alcançados resultados muito variáveis.

Por este motivo, no momento eu não recomendo as preparações de combinação. Muitas vezes mucuna é associada a tirosina, chá verde (que exerce ligeira ação carbidopa), ácido lipóico, *ginkgo*, *ginseng*, etc.

Eu acho suficiente para tentar ajustar a sua dose de extracto de mucuna simples e não complicada por misturas

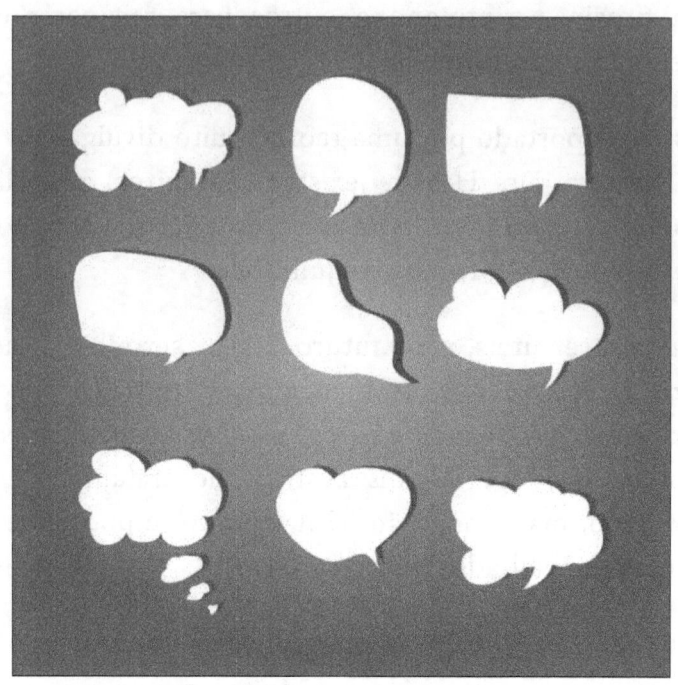

FÓRUNS DA MUCUNA NA INTERNET

Eles sabem que a mucuna funciona, mas falta-lhes informação geral. Os médicos não explicam nada.

Os pacientes procuram respostas nos fóruns.

9. Aqueles que tomam mucuna falam

Na primeira consulta com o paciente, para encorajá-lo a falar, eu digo: "Eu sei de mais sobre a doença de Parkinson do que você, mas de"seu"parkinson, de seu desconforto ao longo do dia e como você se sente quando toma as medicamentos, você sabe muito mais do que eu".

Tenho aprendido muito com os pacientes, eles são nosso melhor livro e eu tomei boa nota do que eles dizem para mim: "*Conjecturas de um neurologista que escutado mil parkinsonianos*" (R. González Maldonado, 2014).

Em Espanha a mucuna é ainda pouco usada e minha experiência práctica é limitada. Então eu li, estudei e eu comparei os pacientes que são tratados em vários fóruns na Europa e América do Norte. Eu resumo aqui algumas das meas conclusões.

FÓRUNS PARA DISCUTIR O USO DE MUCUNA

Opiniões sobre mucuna são comuns em fóruns da doença de Parkinson. Estes são interessantes porque ilustram situações específicas nos diferentes pessoas que utilizam extractos combinados com drogas convencionais.

Vou dar alguns exemplos com referências a tais fóruns. Deve ter reservas para interpretar o que você lê aqui porque são opiniões pessoais dos pacientes sem conhecimento médico, e que não deve ser imitado; eles estão apenas expressando as suas experiências:

http://www.iocob.nl/english-articles/mucuna-pruriens-for-Parkinsons-Disease.html

http://www.blog.parkinsonsrecovery.com/category/mucuna

http://neurotalk.psychcentral.com/archive/index.php/t-48015._HTML

Eu convido-o a explorar estes fóruns interessantes e também para participar como uma curiosidade. Tenha sempre em mente que estes são casos individuais que não podem ser generalizadas. Estes pontos de vista e opiniões não são filtrados e pode causar erros. Você sempre são obrigados a consultar um médico.

CONCLUSÕES DERIVADAS DESTES FÓRUNS

Para escrever este livro eu encontrei incontável dados úteis e inspiradores extraídos de fóruns onde os pacientes de Parkinson relatam suas experiências com mucuna.

Entre esses comentários eu encontrei algumas declarações, que não se reproduzem aqui, em que os escritores mostram a sua irritação contra os médicos ou a indústria farmacêutica.

Alghunos dizem que a mucuna não é investigada o suficiente e elucubram, sem firme fundação, que alguma forma de passividade é aliada com interesses econômicos. A maioria das queixas são, por considerar que não há informações suficientes. Estes comentários geralmente refletem uma mistura de esperança e desespero.

Muitos reivindicam que foram realizados ensaios clínicos bem controlados para determinar com certeza científica e profundidade as propriedades de mucuna e suas expectativas no tratamento da doença de Parkinson

Espero que este livro pode ajudar a alcançar esse objetivo

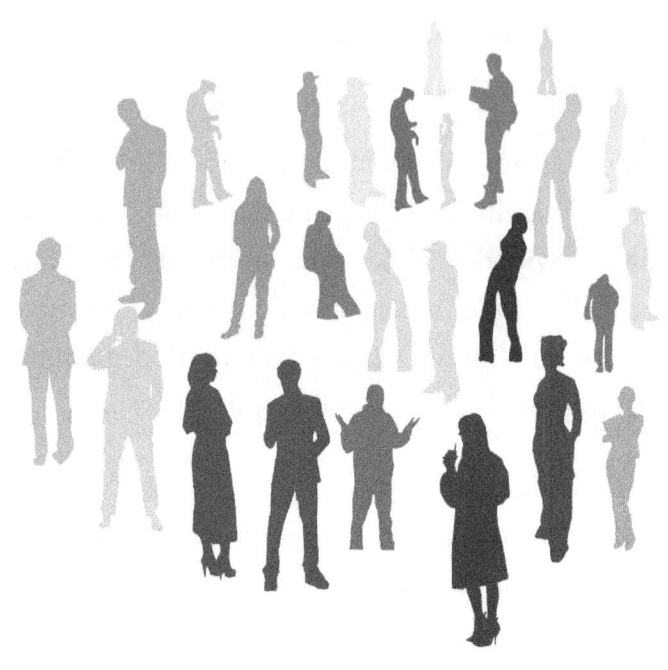

PRÁTICAS EM CADA CASO SÃO DIFERENTES

É diferente se você nunca tomou levodopa, se tomou-la com carbidopa e entacapona, se usar agonistas ou selegilina. Mais diferentes estágios de desenvolvimento, contraindicações médicas ...

10. Começar com mucuna: estudos de casos

Repito o que deixou claro ao longo deste livro. Apesar de meu esforço para substanciá-los, aqui eu apresento pontos de vista sobre mucuna que são pessoais e, portanto, discutívels, questionável e eu não assumo nenhuma responsabilidade de aplicação direta: você devem sempre consultar o seu médico habitual.

As orientações que são dadas sobre o uso de mucuna sempre serám gerais, de orientação, e então deve ser ajustada de acordo com a situação clínica específica de cada doente. Com estas premissas, vou descrever alguns casos práticos.

MUCUNA NÃO É PARA TODOS

Mucuna é um bom tratamento complementario em alguns pacientes com doença de Parkinson, mas não é indicado em todos os casos.

O problema não seria para possíveis efeitos colaterais, que felizmente tendem a ser poucos, mas porque em determinadas fases da doença já não seria útil.

MUCUNA E ABAIXANDO MEDICAMENTOS

Na maioria dos pacientes que tomam mucuna deve ser combinada com outras drogas antiparkinsonianas (com critérios médicos). Apenas em alguns casos, especialmente no início, pode ser o único tratamento.

É aconselhável aumentar gradualmente a mucuna (supervisionado), entretanto diminuem Sinemet ou outros antiparkinsónicos[99].

No final o paciente melhora tomando menos drogas e tem menos efeitos colaterais. Essa é uma das conclusões de uma revisão bibliográfica extensa e detalhada[99].

EM UMA PESSOA SEM DOENÇA DE PARKINSON

É uma idéia absurda, mas alguém poderia pensar isso. Mucuna nunca deve ser usado para prevenir a doença de Parkinson. Mucuna não sera usada prematuramente.

DIAGNOSTICADO PARKINSON A IDADE DE 55

Em um jovem paciente, com menos de 60 anos, o tratamento ortodoxo é atrasar tanto quanto possível o uso de levodopa (Sinemet, Prolopa, Stalevo). Em seguida, ele é tratado com rasagilina (Azilect) e agonistas da dopamina: pramipexol (Sifrol), Rotigotina (Neupro, transdérmico) ou ropinirol (Requip).

Quando levodopa é necessária mais tarde, pode ser considerada a opção de iniciar com mucuna porque provoca menos discinesias de longo prazo.

Embora rasagilina e selegilina são Mao-B (incompleto), como medida de precaução é aconselhável removê-los duas semanas antes. E às vezes também pode reduzir-se o agonista da dopamina. Em qualquer caso, a mucuna começaria em doses muito baixas (preparações de 15% de 200 mg) que iria aumentar gradualmente.

DIAGNOSTICADO PARKINSON A IDADE 75 ANOS

Se os primeiros sintomas aparecem após os 70 anos de idade, a estratégia de tratamento muda. Em princípio, a doença de Parkinson que começa tarde é geralmente mais benigna e simplifica o tratamento.

Por outro lado, nesses pacientes mais velhos, a primeira coisa é confirmar que não há nenhum outros problemas cardíacos ou gerais, e que não há nenhuma incompatibilidade com outros medicamentos (para pressão alta e outros) normalmente utilizados.

A partir desta idade eu prefiro evitar agonistas da dopamina e começar com levodopa em baixas doses aumentando gradualmente.

No caso de escolher mucuna, começar com doses muito baixas (preparações de 15% de 200 mg) e depois elevar gradualmente.

Se tudo correr bem, se pode tentar melhorar a biodisponibilidade adicionando um pouco de carbidopa. Em alguns países a carbidopa é vendida separadamente (Lodosyn).

Em Espanha não há nenhum comprimido com carbidopa unicamente. Devemos usar Sinemet Plus (que carrega mais proporção de carbidopa), meio comprimido (12,5 mg de carbidopa e levodopa 50 mg) e substituir a levodopa de mucuna tinha tomado: no início eu iria substituir 100-150 mg de levodopa de mucuna (um comprimido de 800 mg 15%) por metade Sinemet Plus, mantendo o resto. Sinemet não é vendido em Portugal e no Brasil.

Em vez de carbidopa de Sinemet dose igual de benzerazida de Prolopa pode ser utilizado, considerando que os comprimidos contêm double levodopa (200 mg) e 50 mg de benzerazida.

ELES NÃO COMEÇOU COM SINEMET AINDA

Praticamente todos os parkinsonianos tomam levodopa sintética (Sinemet, Prolopa ou Stalevo) em qualquer momento de sua vida. Alguns pacientes ainda não usei essas drogas.

Geralmente é porque estão em estágios iniciais da doença, ou porque, embora eles carregam meses diagnosticado, são jovens (menos de 60 anos) e optaram por adiar o uso de levodopa sintética por medo de complicações tardias (discinesias e outros) e, além disso, eles continuam com boa capacidade funcional, e não precisava agonistas ou outro antiparkinsónico.

Este grupo de pacientes que nunca usaram levodopa sintética (Sinemet, Prolopa, Stalevo) são potenciais candidatos para ensaiar a resposta a levodopa natural com extratos de semente de mucuna.

Em algum ponto exigirá levodopa e que continua a ser o tratamento mais eficaz da doença de Parkinson. Nessa altura, pode-se considerar a levodopa naturais começar antes da síntese.

O tratamento começaria com extracto de sementes de mucuna em fórmulas de baixa concentração (15%) e com moderação.

Uma vez que temos a certeza que é bem tolerado (embora o efeito pode não ser perceptíve ainda) subiria gradualmente de acordo com a resposta do paciente e os critérios do seu médico.

JÁ TOMAM SINEMET OU PROLOPA BAIXA DOSE

Se a dose de Sinemet ou Prolopa é muito baixa, 100 a 300 miligramas por dia, e eles têm pouco tempo com esta medicação, em pacientes que preenchem certas condições, se pode mudar gradualmente aos extractos de mucuna.

A levodopa sintética é substituida gradualmente por levodopa natural de mucuna, mas o problema é mais complexo por carbidopa ou benzerazida que vêm tomando.

Se o paciente é funcionalmente bem se pode remover em um curto espaço de tempo essa dose muito baxa de Sinemet e Prolopa (50-150 mg per dia). Tal vez vale a pena esperar à custa de um período de deterioração do motor e fazer a mudança a mucuna após deixá-le sem drogas.

TOMAM SINEMET OU PROLOPA DOSES MÉDIAS

Estes pacientes com uma dose média de Sinemet ou Prolopa não podem prescindir rapidamente da levodopa sintética, especialmente porque eles vem com carbidopa ou benzerazida.

Nesses casos, se pode usar meio comprimido de Sinemet 25/100 Plus, ou quartos de Prolopa para que eles fornecem um pouco de carbidopa e alguma levodopa sintética que adicionar à levodopa natural que traz a mucuna.

E aí surge o problema que deve ser resolvido pelo neurologista: levodopa da mucuna é aproximadamente três vezes mais potente do que a sintética, mas muda a relação quando carbidopa é adicionada a uma e outra.

Doses recomendadas para os prospectos de mucuna assumem que o paciente não toma carbidopa (nem outros parkinsonianos) e, portanto, seria elevada para aqueles que seguem estes tratamentos.

Outra coisa que também podeconfundir é o fato de que os ensaios clínicos comparam Sinemet ou Prolopa com extractos de mucuna (sem carbidopa ou benzerazida).

Também é a idiossincrasia do paciente: alguns são mais sensíveis que outros, ou respondem antes ou depois.

A questão é teoricamente complexa e aqui é essencial a colaboração do paciente e um perfeito ajuste pelo neurologista, uma verdadeira *ars medica* para mudara estratégia de tratamento.

Felizmente, a experiência mostra sem maiores problemas. com acesso livre à mucuna em Internet, a falta de conhecimento dos pacientes e o desapego dos médicos nesta matéria, eles deveriam ter registrado centenas de complicações médicas e, até agora, eu não ouvi dele.

ELES ESTÃO COM STALEVO

Em teoria poderá também substituir parte da levodopa sintética no Stalevo para seu equivalente (alterando proporções) de levodopa de mucuna. Mas devemos resolver todas as questões levantadas na seção anterior com Sinemet e Prolopa (pela carbidopa ou benzerazida) e com o problema adicional de entacapone: também inibir COMT aumenta a eficiência da levodopa de mucuna e o resultado é menos previsível.

Nos fóruns algumas das queixas mais comuns são discutidos entre aqueles que tomam Stalevo com a planta. Não conheço estudos clínicos comparando a mucuna com Stalevo (carbidopa + levodopa + entacapone). Por esta razãoenquanto isso não for feito, eu sugiro que, se o paciente eo médico concordam, primeiro Stalevo (pelo menos parte) seria substituído por suo equivalente en levodopa (como Sinemet ou Prolopa). Em um segundo momento, a questão poderia surgir como na seção anterior.

ELES TOMAN RASAGILINA E SINEMET

Salvo casos específicos, a selegilina foi substituida pela rasagilina, de ação semelhante, mas mais específica. Elas iniben a enzima MAO (monoamino-oxidasa) tipo B que, entre outras coisas, torna mais eficiente à dopamina do cérebro.

114

Rasagilina e selegilina parece também são neuroprotetor e por este motivo, tem sido recomendado desde o início da doença, especialmente em jovens, além da melhoria motora que produz em alguns pacientes.

No final da doença e em pacientes mais velhos, rasagilina e selegilina complicam os tratamentos [100].

Acima de tudo aumentam os efeitos adversos (hipotensão e discinesias) quando combinam com Stalevo (carbidopa + levodopa + entacapone) sem fornecer o benefício em relação ao Stalevo isolado.

Com essas drogas muitas enzimas são inibidas: carbidopa impede a dopadecarboxilasa, entacapone retarda a catecol-orto-metil-trasferasa e selegilina ou rasagaline inativam a monoamino-oxidasa. Agora tudo que você precisaría é tomar como antidepresivo qualquer inibidor de recaptação da serotonina que vai complicar mais o metabolismo cerebral em torno da dopamina.

Senso comum ou, se preferir, intuição me fazer fugir de tanto artifício e, embora selegilina e rasagilina não são contra-indicações absolutas, nem mesmo uma base teórica sólida, sugiro remover-los se usar mucuna. Eu acho que o benefício chamado rasagilina ou selegilina é ligeiro e prefer evitar os riscos. Pelo menos enquanto não há nenhum estudo específico.

SÓ RASAGILINA (OU SELEGILINA)

Em pacientes jovens é comum a atrasar o início da levodopa (Sinemet ou Prolopa) ou usando rasagilina selegilina. Assim eles permanecer virgens levodopa de um a três anos.

Nós dissemos na seção anterior que seria prudente remover o Azilect ou Plurimen no início da mucuna. Mas se eles têm que ficar vários dias sem esta droga que vem funcionando bem, eles argumentam, com razão, que iria passar por alguns maus momentos.

A minha proposta é tentar primeiro com doses muito baixas de levodopa "sintética" com carbidopa ou benzerazida: metade dum comprimido de Sinemet Plus (ou um quarto de Prolopa), equivalente a 50 mg de levodopa com sua proporção de carbidopa (ou benzerazida) enquanto eu reduzr para meio comprimido de rasagilina (ou Plurimen), vários dias antes de excluílo.

Assim, naqueles dias que eles serão com meia Sinemet Plus eles não vão notar a falta da droga que tomava (de acção mais fraca) e, acima de tudo, vamos saber como tolera a levodopa 'normal', com a vantagem de que os efeitos indesejáveis seram mínimos ou inexistentes porque carbidopa (ou benzerazida) elimina a ação intestinal e cardiovascular periférica.

116

Em uma segunda vez, é substituído Sinemet ou Prolopa por mucuna de baixa dose, como expliquei na seção correspondente.

SÓ AGONISTAS DA DOPAMINA

Este grupo é numeroso. Normalmente, eles são pacientes em que a doença começou antes dos 60 anos, e o tratamento com levodopa foi adiado por medo de tardias complicações e que, com capacidade maior ou melhor funcional, têm mantido com agonistas da dopamina.

Em geral, se o dosagem de agonista é baixa, haverá menos problemas para iniciar mucuna, embora antes o neurologista tem de ajustar sua dose (para baixo). Em todos eles há tendência a hipotensão ortostática, o cual será tido em conta quando é adicionada levodopa, natural ou sintética.

Também é importante o tipo de agonista. Rotigotina (Neupro) é um dos meus favoritos agonistas. Em teoria, não haveria nenhuma contra-indicação para que os adesivos transdermicos são combinados com mucuna, sob supervisão médica. Mas ainda eu não encontrei nenhuma publicação com esta associação. Possivelmente, eles aparecerão em breve.

Existem ensaios publicados em doentes medicados com pramipexol (Sifrol) ou Ropinirole (Requip); eles foram tratados com altas doses de mucuna, e sem efeitos adversos significativos.

Parece, portanto, que, se esses pacientes que estão sendo tratados com Requip ou Sifrol decidem tentar mucuna poderiam começar com dose lentamente progressiva e baixa, a critério do neurologista, que, possivelmente, para maior segurança, anteriormente diminuiria a dose do agonista.

AQUELES QUE TOMAM AMANTADINA

Em sua origem amantadina foi uma droga contra gripe. Também funciona como agonista parcial da dopamina (com características especiais), e tornou-se moda como um tratamento em alguns parkinsonianos que não responde a outras drogas; e tem suposta eficácia contra a discinesia.

Em ensaios clínicos, os doentes medicados com amantadina foi dado grandes doses de mucuna sem encontrar quaisquer efeitos adversos significativos. No entanto, eu acho que, usando mucuna, se há menos factores de interacção é melhor.

Em muitos casos, amantadina perde eficácia ao longo do tempo. Então eu prefiro remover-lo (gradualmente) antes de dar mucuna.

AQUELES COM STALEVO E RASAGILINA

Eu não aconselho a mistura com Stalevo e mucuna rasagilina, pelo menos inicialmente. Acho que não é bom combinar muitos inibidores das enzimas: monoamina oxidase (rasagilina ou selegilina), transferase catecol ou COMT-orto-metil (entacapona) e descarboxilase (carbidopa).

Todos os neurologistas vemos pacientes associando levodopa, carbidopa, entacapone e rasagilina mas este quarteto geralmente dá mais problemas adversos [100]. Isto é a minha experiência, e se posso eu evitá-lo. Se va tentar mucuna, recomendo antes remover rasagilina e despois prosseguir como eu escrevi na seção do Stalevo.

AQUELES TRATADOS COM APOMORFINA

Não há nenhuma experiência com o uso de mucuna em pacientes com apomorfina. Além disso, quando o paciente requer esta droga (como Apo-go pen ou bomba de infusão) a doença está muito avançada e as expectativas de melhoria com mucuna são mínimas. Eu desaconselho.

POLIMEDICADO E MUITOS ANOS DE EVOLUÇAO

Após muitos anos de sofrimento da doença de Parkinson, é comum recorrer à mucuna (ou outras técnicas supostamente milagrosas) buscando um remédio para os desesperados.

Precisamente nestes casos é pouco recomendável usar mucuna, porque a doença já está muito avançada, existem muitos outros medicamentos importantes que não podem ser removidos e se a condição geral do paciente é mau não é o momento de experimentos.

Em alguns casos específicos, pode ser considerado testar a dose isolado de mucuna em fase "off", como "resgate" do bloqueio, mas o médico deve pesar a relação entre os benefícios esperados e possíveis interações.

AQUELES QUE TOMAM OUTRAS DROGAS

Os pacientes com várias doenças ou com muitas drogas devem evitar tomar mucuna. Além de as reacções e interacções conhecidas e a possibilidade de outras ainda ignorado. Até que nós não temos mais ensaios clínicos não usar mucuna nestes casos.

MUCUNA APENAS COMO "RESGATE"

É uma possibilidade lógica. Em pacientes com Parkinson por muitos anos e vários medicamentos é contemplada a opção de tomar mucuna como um suplemento "de vez em quando", quando a crise motora (*off*) aparece. Eu li no comentário de um paciente em um fórum.

MUCUNA COM CARBIDOPA OU BENZERAZIDA

Carbidopa ou benzerazida melhoram à levodopa sintética de Sinemet ou Prolopa evitando efeitos periféricos colaterais (náuseas, taquicardia) e aumenta a sua eficácia. E melhoram ainda mais à levodopa da mucuna: retardam os efeitos colaterais já leves e faz dupla ou tripla potente.

Este efeito precisa ser levado em conta quando um parkinsoniano combina mucuna e Sinemet, Prolopa ou Stalevo: com essas drogas a carbidopa ou benzerazida atuaram também na levodopa natural de mucuna, que irá torná-se mais eficaz (e terá que diminuir-se a dose teórica).

E se ele não leva Sinemet ou Prolopa? Então a levodopa da mucuna pode ser insuficiente. Eles são pacientes que se queixam de que a mucuna "não faz nada", ea razão é que a descarboxilase remove rapidamente levodopa da sangue, e não há tempo para que uma quantidade suficiente atinge o cérebro.

.

Uma solução: adicionar carbidopa que nalguns países é vendida separadamente (Lodosyn). E se Lodosyn não está disponível?

Existe a opção de tomar metade de un comprimido de Sinemet Plus (12,5 mg de carbidopa).

Isso inclui 50 mg de levodopa sintética que deverá ser deduzida da dose diária de mucuna, e considerando que agora será mais poderosa. O equivalente pode ser feita com um quarto de comprimido de Prolopa (200 mg de levodopa e 50 mg benzerazida).

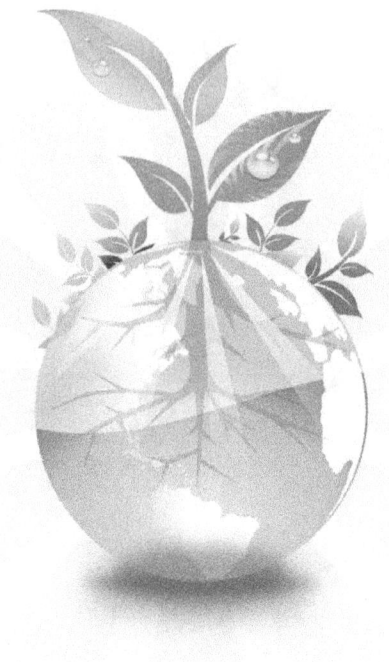

O FUTURO DA MUCUNA

Espero que os novos ensaios clínicos com mucuna apoiaram a sua eficácia no tratamento da doença de Parkinson. Levodopa natural é mais eficaz e tem menos efeitos nocivos de curto e longo prazo.

11. O futuro da mucuna

Prever o futuro da mucuna começa por saber o que planejam fazer aqueles que patentearam seus extratos ea indústria farmacêutica que pode apoiá-los.

Em fóruns na Internet há algumas visões pessimistas que os interesses comerciais atribuídas ao atraso no desenvolvimento da mucuna como um tratamento para a doença de Parkinson. Espero que eles são apenas especulações.

A levodopa natural de mucuna Natural mucuna levodopa é muito barato na sua origem. É uma planta que não requer o cultivo de cuidados especiais, e ainda é invasivo e difícil de erradicar. À medida que o tratamento muicuna é mais eficaz e menos tóxico do que a levodopa sintético que estão vendendo. Portanto, seria desumano não para incentivar a sua pesquisa.

É uma planta cujo cultivo não exige cuidados especiais; e ainda cresce selvagem, é invasiva e difícil de erradicar. Mucuna é mais eficaz e menos tóxica que a levodopa sintética que estão vendendo a preços elevados. Portanto, seria desumano não incentivar a sua investigação.

A questão é por que em dez anos (desde a apresentação da primeira patente) não continuaram a fazer ensaios suficientes.

Parece o tema de "O cão na horta": que nem come nem deixa comer. Eu não encontrei nenhuma explicação dos neurocientistas envolvidos nem qualquer laboratório.

Cui prodest?, antiga afirmação latina servindo para filmes que procura um culpado: quem se beneficia que não há investigações?

Porque enquanto não são feitos ensaios clínicos adequados, o uso de mucuna permanecerá quase clandestino e, além disso, com base em experiências limitadas e sem rigor suficiente.

Estabelecer regras gerais para o uso de levodopa natural precisam de testes rigorosos com bons protocolos que dão base e segurança que até agora são meras conjeturas ou experiências pessoais.

Levodopa foi descoberto por excesso de feijão do Guggenheim. Claro que existe levodopa natural (melhor do que o sintético) no feijão e muito mais no feijão tropical como mucuna.

Espero que estas investigações continuam a avançar. Os pacientes o precisam.

CARBIDOPA E AMINOÁCIDOS NA DIETA

Cada paciente tem un perfil enzimático pessoal: alguns se sente melhor carbidopa e outros a benzerazida. E pode haver outros inibidores da descarboxilase (mucuna ou outras fontes) que pode ser adequado para alguns.

Além disso, diferentes aminoácidos e nutrientes da dieta de cada parkinsoniano interagirem com levodopa (sintética ou natural) de um modo ainda desconhecido, mas sabemos que influenciam sua biodisponibilidade e eficácia clínica. Este é um campo de pesquisa em que o progresso está sendo feito.

A LEVODOPA DOS POBRES: MUCUNA

Na África e em partes do Caribe vi parkinsonianos muito deficientes, que não são tratados com levodopa porque não podem pagar Sinemet ou Prolopa, nem muito menos Stalevo. Nem eles nem seu governo pode enfrentar essa despesa.

No entanto, nos seus países a levodopa está em toda parte, há mucuna que espontaneamente cresce e se espalha tão rápido que mesmo têm que rasgá-la para que não invada outros cultivos.

Essa abundância de levodopa natural deve ser usado para os parkinsonianos no terceiro mundo, para viver melhor e viver mais tempo. É completamente injusto não aproveitar-la.

Um estudo muito recente (Congresso de Estocolmo de junho 2014) [101] coloca-lo como uma opção: o uso de levodopa da mucuna, que é muito barata, em países que não podem pagar Sinemet, Prolopa ou Stalevo.

NEUROLOGISTAS NA GANA E ZÂMBIA

É louvável a atuação dumos neurologistas italianos que abriram clínicas de parkinsonianos na Gana e Zâmbia, onde são atendidos mais de 100 pacientes. Naquele lugar não podem dar Sinemet porque custa um dólar e meio por dia, e no entanto a *mucuna pruriens* cresce selvagem.

Em colaboração con a administração local começaram a usar sistematicamente as sementes de mucuna (usam até 12 tipos diferentes), que fervem para eliminar substâncias antinutrientes. Eles dan essa mucuna sem nenhum método especial de extração e, embora não podem associar carbidopa, eles já obtiveram os primeiros resultados: eles fizeram análises que mostram a absorção de levodopa com níveis adequados de sangue. [101] [102]

Pacientes respondem embora com tão primitivo sistema tiveram alguns efeitos colaterais: náusea, boca seca, hipotensão ortostática. [102]

É JUSTO ESTUDAR ESTA OPÇÃO

A iniciativa destes pioneiros do tratamento com mucuna em África é promissor. É necessaário regularizar esta situação. O que pode parar essas ações humanitárias?

Os estudos de mucuna devem ser expandidos. E depois dar extratos de mucuna para os parkinsonianos com poucos recursos em países pobres. Pode ser que os médicos e pacientes no Ocidente... acabam imitando-os.

PORQUE É TÃO CARA NO OCIDENTE?

Mucuna é muito barato e aqui custa mais do que o Sinemet e Prolopa, entre outros, porque você tem que comprá-lo on-line.

Sendo a mucuna uma planta de crescimento vigoroso e mesmo invasora, não é entendido que seja tão cara no Ocidente quando tomadas para doses realmente eficazes.

Depende também da preparação que é eleita e onde é comprada. Eu fiz os cálculos de acordo com o número de cápsulas, conteúdo e preço, e as diferenças são enormes.

Um grama de levodopa (conteúdo equivalente a 10 comprimidos de Sinemet Plus ou 5 de Prolopa) custa em extratos de mucuna entre 1 e 15 euros (uma marca pode ser 15 veces más cara que outra!).

PORQUE NEUROLOGISTAS NÃO A RECEITAM?

PrimeirO, os neurologistas não consideram mucuna um medicamento aprovada e comercializada como tal (embora o Zandopa esteja registrado). E eles têm razão, portanto, não prescrevem. Adicionar que nenhum sistema de saúde pública subsidia-lo.

É menos compreensível que os médicos muitas vezes se recusam a discutir o assunto com os pacientes. Afeta o tempo limitado disponível e que os médicos e que os médicos são muito sensíveis ao paciente típico que vem para perguntar uma longa lista de "coisas que eu vi na Internet".

E eu não entendo por que razão, ante um tratamento tão promissor não fizeram os ensaios clínicos necessários.

Há uma explicação adicional. Atualmente, com os dados disponíveis, é difícil de entender o real significado de mucuna como uma opção adicional na doença de Parkinson.

E concentrações e conversões de dose estão um pouco complicadas na prática. Assim, a maioria dos médicos se limitam a tratamentos ortodoxos.

Mas acho que estão atrasando os benefícios previsíveis da mucuna.

MUCUNA E DERIVADOS DAS PLANTAS

As estratégias futuras de tratamento para a doença de Parkinson são vastas e variadas.

Entre as futuras terapêuticas já é bem destacado a busca de fatores nutricionais que afetam a evolução da doença de Parkinson e a descoberta de novas plantas bioativas e componentes de fitoderivados.

Mucuna seria uma peça-chave neste horizonte. Por exemplo, que parece paradigmático, leia o parágrafo seguinte, que é um relato pessoal de um paciente.

UM QUÍMICO COM PARKINSON TOMA MUCUNA

O Presidente da sociedade de Parkinson da Índia, D. Deo é um químico e sofre com essa doença. Com a ajuda de um colega fabrica seu próprio extrato de mucuna e em um Congresso apresentou sua experiência que reproduzo literalmente:

" Como um experimento começou a usar mucuna e estabilizada em poucos dias, os meus movimentos".

"Gradualmente foi capaz de reduzir o 70% da minha dose diária de levodopa-carbidopa e começou a me sentir melhor".

"Consumir levodopa natural nunca me deu qualquer efeito adverso".

"O único inconveniente é que eu precisava para tomar grandes quantidades de pó de mucuna. Com a ajuda de um químico prestigiado eu poderia remover a levodopa com um método de dissolução, e nos últimos dois anos, este líquido pruziu resultados encorajadores".

"Eu acho que me ajudoua parar a progressão da minha doença. "

"Apresentei minha experiência em um Congresso da Associação da doença de Parkinson depois que muitos pacientes vieram para testar esta medicina natural e agora eles apreciam os benefícios obtidos ".

"Agora nos fornecemos gratuitamente a mucuna aos necessitados. Através da Associação de Parkinson entrei em contato com os principais neurologistas Índia que tomaram grande interesse em estender o uso desta medicina alternativa".

"Meu propósito de difundir isto tem duas bases: reduz muito o custo dos medicamentos (que é uma grande bênção para muitos pacientes pobres do meu país) e, mais importante ainda, a mucuna melhora sem efeitos adversos" [77].

OS PACIENTES PODEM AJUDAR MUITO

A pessoa com doença de Parkinson tende a ser inteligente e observadora, é informada sobre a doença e, especialmente, sabe muito bem como está indo com os diferentes tratamentos.

A experiência dos pacientes, incluindo seus pontos de vista (que você pode então relativizar) e suas impressões subjetivas sobre os efeitos de este ou aquele tratamento, são ativos importantes para conhecer a doença de Parkinson. Eu aprendi muito ao ouvir a esses pacientes e me jacto de isso.

Proponho que eles contam a suos médicos as suas impressões com tratamentos de mucuna, e também discutir em fóruns, mas sem dar conselhos aos outros, apenas a descrever suas próprias experiências.

Nós todos temos que continuar aprendendo. Pacientes usando mucuna me façeram um favor, se você me enviar seus comentáriospor *e-mail*:

rafael@gonzalezmaldonado.com

Obrigado.

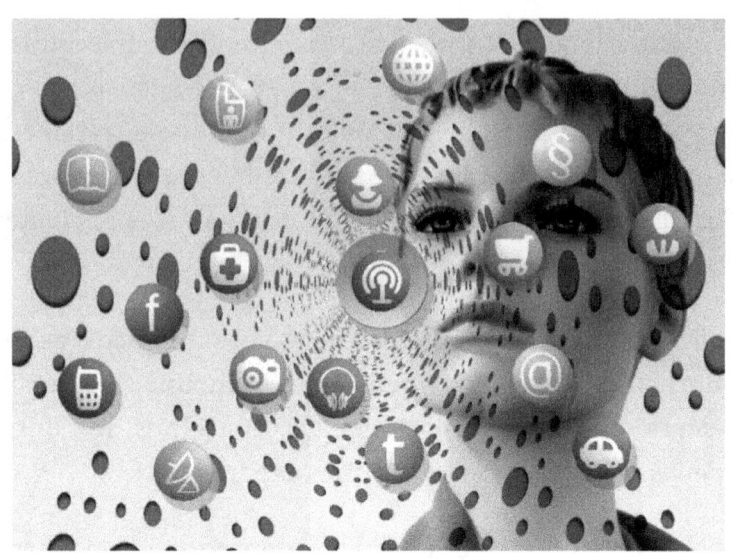

COMPRAR MUCUNA. CONSULTAS

A oferta é muito ampla e as informações confusas. É aconselhável tomar mucuna sob o controle de seu médico.

Meus links para consultas gerais ou pessoais:

www.mucuna.biz

www.parkinson-mucuna.com

www.neurologo.biz

12. Comprar mucuna online e consultas

Mais uma vez eu aconselho que o tratamento com Mucuna na doença de Parkinson é feito sob o controle de um neurologista e conselho direto de seu médico regular.

Mucuna Internet é um negócio muito rentável, sendo que é vendido como um produto de farmácia, de modo que você não precisa de uma receita médica.

A oferta de produtos com mucuna é imenso e o consumidor pode ser perdida entre os pós, gotas, cápsulas ou comprimidos. Assim, no capítulo 8 Tenho resumiu os principais produtos e do 9º tenho dado algumas diretrizes gerais de utilização.

Você tem que verificar a origem eo destino. Em vendas on-line en muitos casos os aduaneiros bloqueiam produtos comprados on-line. Nos Estados Unidos, é fácil de obter a maioria dos produtos, mas alguns não pode ser comprado de Europa.

Por agora só alguns empresas europeus, referem mucuna on-line; geralmente são de origem ou localização em França (a delegação francesa da Amazon) ou em Andorra (algumas farmácias). Há também algumas farmácias em Espanha (Barcelona eram pioneiras) e outras casas abriram delegação.

A legislação mudou recentemente. Desde 2015 eles podem ser encomendados medicamentos antiparkinsónicos que exigem receita médica e não são vendidos em Espanha. São solicitados a partir de algumas farmácias com localização física que solicitou a aprovação. Neles obviamente será mais fácil conseguir a mucuna, que não exigem receita médica.

Por enquanto (verão 2014) as principais opções para quem quer comprar mucuna em Espanha descrita com diferentes marcas e apresentações (capítulo 8) e aqui para resumi-los.

ESTADOS UNIDOS

Não existem problemas para obter quase qualquer preparação de mucuna, incluindo aqueles com doses baixas, que são vendidos como suplementos dietéticos e são ideais para começar.

EUROPA

Em França e Andorra, há possibilidade de comprar mucuna em cápsula de 50 a 120 miligramas. Eles geralmente enviá-lo para a Espanha sem problemas.

136

ESPANHA

EBay é uma opção para qualquer produto, mas eu desaconselho exceto ter absoluta confiança no fornecedor e asegurarse de que se entrega con recipiente intacto.

Dos Estados Unidos você pode visitar on-line muitos sites para obter informações e para fazer comparações, mas dificilmente enviam mucuna.

Extratos de mucuna podem ser fabricados na Alemanha e na França, mas eles mandaram mais fácil da França e da Andorra. Existem vários tipos de mucuna disponíveis na Amazon-França.

Algumas empresas on-line já têm delegação em Espanha (Anastore, Biovea, Carethy) e mucuna pode ser conseguida em 3-4 dias. Você pode ser obtido em algumas farmácias em Barcelona, e mais fácil a partir de 2015.

LINKS RECOMENDADOS E CONSULTAS

www.mucuna.es
www.parkinson-mucuna.es

Instruções para comprar mucuna se alteram ou expandem diáriamente.

Em minhos *websites* se descrevem as melhores apresentações e provedores contrastados, observando novamente que nunca deve tomar a mucuna sem supervisão médica. Nestes *websites* eu tento manter informações atualizadas.

Se você tiver qualquer dúvida ou consulta para casos específicos, você também pode visitar meu *website* profissional:

www.neurologo.biz

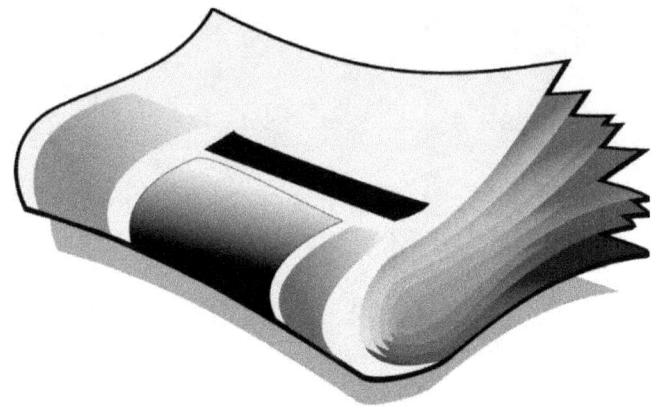

Bibliografia científica e seleccionados com mucuna pruriens eu incluí no decorrer deste livro.

Bibliografia

1. **Guggenheim M.***Dioxyphenylalanine, a new amino acid from Vicia faba.* Z Physiol Chem 1913; 88:276.

2. **Hornykiewicz O.***A brief history of levodopa.* J Neurol 2010; 257:S249-252.

3. **Hornykiewicz O.***L-DOPA: from a biologically inactive amino acid to a successful therapeutic agent.* Amino Acids 2002; 23:65-70.

4. **Salat D, Tolosa E.***Levodopa in the treatment of Parkinson's disease: current status and new developments.* J Parkinsons Dis 2013; 3:255-269.

5. **Soares ARet al.***The role of L-DOPA in plants.* Plant Signal Behav 2014; 4:9. pii: e28275.

6. **Guidotti BB et al.***The effects of dopamine on root growth and enzyme activity in soybean seedlings.* Plant Signal Behav 2013; 8.pii: e25477.

7. **Rehr SS, Janzen DH, Feeny PP.**_L-dopa in legume seeds: a chemical barrier to insect attack._ Science 1973; 181:81-82.

8. **Tomita-Yokotani K et al.**_Fate of allelopathic substances in space--allelopathy of velvet bean plant and gravity._ Biol Sci Space 2004; 18:91.

9. **Fujii Y.**_Allelopathy in the natural and agricultural ecosystems and isolation of potent allelochemicals from Velvet bean (Mucuna pruriens) and Hairy vetch (Vicia villosa)._ Biol Sci Space 2003; 17:6-13.

10. **Ramya KB, Thaakur S.**_Herbs containing L- Dopa: An update._ Anc Sci Life 2007; 27:50-55.

11. **Spengos M, Vassilopoulos D.**_Improvement of Parkinson's disease after Vicia faba consumption._ Book of Abstracts, Ninth International Symposium on Parkinson's disease. 1988;46.

12. **Rabey JM et al.**_Improvement of parkinsonian features correlate with high plasma levodopa values after broad bean (Vicia faba) consumption._ J Neurol Neurosurg Psychiatry 1992; 55:725-727.

13. **Rabey JM et al.**Broad bean (Vicia faba) consumption and Parkinson's disease. Adv Neurol 1993; 60:681-684.

14. **Mehran SM.**Simultaneous determination of levodopa and carbidopa from fava bean, green peas and green beans by high performance liquid gas chromatography. J Clin Diagn Res 2013; 7:1004-1007.

15. **Brod LS, Aldred JL, Nutt JG.**Are high doses of carbidopa a concern? A randomized, clinical trial in Parkinson's disease. Mov Disord 2012; 27:750-753.

16. **Durso R et al.**Variable absorption of carbidopa affects both peripheral and central levodopa metabolism. J Clin Pharmacol 2000; 40:854-860.

17. **Kempster PA et al.**Motor effects of broad beans (Vicia faba) in Parkinson's disease: single dose studies. Asia Pac J Clin Nutr 1993; 2:85-89.

18. **Vered Y et al.**Bioavailability of levodopa after comsumption of Vicia faba seedlings by Parkinsonian patients and control subjects. Clin Neuropharmacol 1994; 17:138-146.

19. **Goyoaga C et al.**Content and distribution of vicine, convicine and L-DOPA during germination and seedling

growth of twoVicia faba L. varieties. Europ Food Research Techn 2008; 227: 1537-1542.

20. **Kirakosyan A et al.***The production of L-dopa and isoflavones in seeds and seedlings of different cultivars of Vivia faba L. (fava bean).*Evidence-Based Integrative Medicine 2004; 1:131-135.

21. **Ramírez-Moreno JM, Salguero I, Romaskevych O, Durán, MC.***Consumo de habas (Vicia faba) y enfermedad de Parkinson: una fuente natural de L-dopa a tener en cuenta.*Carta al editor. Neurología 2013. doi:10.1016/j.nrl.2013.08.006.

22. **Ladha SS, Walker R, Shill, HA.***Case of neuroleptic malignant-like syndrome precipitated by abrupt fava bean discontinuance.* Mov Disord 2005; 20:630-631.

23. **Apaydin H, Ertan S, Ozekmekçi, S.***Broad bean (Vicia faba)--a natural source of L-dopa--prolongs "on" periods in patients with Parkinson's disease who have "on-off" fluctuations.* Mov Disord 2000; 15:164-166.

24. **Holden, K.***Fava Beans, Levodopa, and Parkinson's Disease.*http://www.scienzavegetariana.it/nutrizione/favabeans.html.

25. **Raguthu L, Varanese S, Flancbaum L, Tayler E, Di Rocco A.**_Fava beans and Parkinson's disease: useful 'natural supplement' or useless risk?_ . Eur J Neurol. 2009; 16:e171.

26. **Katzenschlager R et al.**_Mucuna pruriens in Parkinson's disease: a double blind clinical and pharmacological study._ J Neurol Neurosurg Psychiatry 2004; 75:1677.

27. **Damodaran M, Ramaswamy R.**_Isolation ol L-dopa from the sedes of Mucuna pruriens._ Biochem J 1937; 31:2149-2451.

28. **Agostini K, Sazima M. Galetto L.**_Nectar production dynamics and sugar composition in two Mucuna species (Leguminosae, Faboideae) with different specialized pollinators._ Naturwissenschaften 2011; 98:933-942.

29. **Brunner B, Beaver J, Flores L.**_Mucuna._ http://prorganico.info/ mucuna.pdf.

30. **Madzimure J et al.**_Performance of Mashona doelings supplemented with different levels of velvet bean (Mucuna pruriens L. DC. var. utilis) seed meal._ Trop Anim Health Prod 2014; 46:901-904.

31. **Vadivel V et al.***Evaluation of velvet bean meal as an alternative protein ingredient for poultry feed.* Animal 2011; 5:67-73.

32. **Tse GG et al.***Case of Levodopa Toxicity from Ingestion of Mucuna gigantea.* Hawaii J Med Public Health 2013; 72: 157–160.

33. **Lieu CA et al.***The Antiparkinsonian and Antidyskinetic Mechanisms of Mucuna pruriens in the MPTP-Treated Nonhuman Primate.* Evid Based Complement Alternat Med 2012; 2012:840247.

34. **Manyam BV, Dhanasekaran M, Hare TA.***Effect of antiparkinson drug HP-200 (Mucuna pruriens) on the central monoaminergic neurotransmitters.* Phytother Res 2004; 18:97-101.

35. **Manyam BV, Dhanasekaran M, Hare TA.** *Neuroprotective effects of the antiparkinson drug Mucuna pruriens.* Phytother Res 2004; 18:706-712.

36. **Burgess, S, Hemmer, A y Myhrman, R.***Examination of raw and roasted Mucuna pruriens for tumerogenic substances.* Tropical and Subtropical Agroecosystems 2003; 1:287–293.

37. **Der Giessen RV, Olanow W, Lees A, Wagner H.***Method for preparing Mucuna pruriens see extract.* United States Patent, US 7,470,441 B2, Dec. 30, 2008.

38. **Kuber R, Thaakur S.***Herbs containing L-Dopa: an update.* Ancient Science of Life 2007; XXVII:50-55.

39. **Randhir R, Kwon YI, Shetty K.***Improved health-relevant functionality in dark germinated Mucuna pruriens sprouts by elicitation with peptide and phytochemical elicitors.* Bioresour Technol 2009;100:4507-4514.

40. **Pras N et al.***Mucuna pruriens: improvement of the biotechnological production of the anti-Parkinson drug L-dopa by plant cell selection.* Pharm World Sci 1993; 15:263-268.

41. **Raghavendra S et al.***Enhanced production of L-DOPA in cell cultures of Mucuna pruriens L. and Mucuna prurita H.* Nat Prod Res 2012; 26:792-801.

42. **Chattopadhyay S, Datta SK, Mahato SB.***Production of L-DOPA from cell suspension culture of Mucuna pruriens f. pruriens.* Plant Cell Rep 1994; 13:519-522.

43. **Aguilera Y et al.***Changes in nonnutritional factors and antioxidant activity during germination of*

nonconventional legumes. J Agric Food Chem 2013; 61:8120-8125.

44. **Uma S, Gurumoorthi P.**Dietary *antioxidant activities in different germplasms of Mucuna.* J Med Food 2013; 16:618-24.

45. **Woodson RE et al.**Rauwolfia: *Botany, Pharmacognosy, Chemistry and Pharmacology.* Little Brown & Co, Boston 1957.

46. **Dev S.**Ancient-modern concordance in Ayurvedic plants: some examples. Env Health Perspect 1999; 107:783-789.

47. **Alleman RJJr et al.**A *blend of chlorophytum borivilianum and velvet bean increases serum growth hormone in exercise-trained men.* Nutr Metab Insights 2011; 4:55-63.

48. **Obogwu MB, Akindele AJ, Adeyemi OO.**Hepatoprotective and in vivo antioxidant activities of the hydroethanolic leaf extract of Mucuna pruriens (Fabaceae) in antitubercular drugs and alcohol models. Chin J Nat Med 2014; 12:273-283.

49. **Majekodunmi SO et al.**Evaluation of the anti-diabetic properties of Mucuna pruriens seed extract. Asian Pac J Trop Med 2011; 4:632-636.

50. **Dharmarajan SK y Arumugam KM.**Comparative evaluation of flavone from Mucuna pruriens and coumarin from Ionidium suffruticosum for hypolipidemic activity in rats fed with high fat diet. Lipids Health Dis 2012; 11:126.

51. **Pant MC et al.**Blood sugar and total cholesterol lowering effect of Glycine soja (Sieb and Zucc.), Mucunapruriens (D.C.) and Dolichos biflorus (Linn.) seed diets in normal fasting albino rats. Indian J Med Res 1968; 56:1808-1012.

52. **Grover, JK, Rathi, SS y Vats, V.**Amelioration of experimental diabetic neuropathy and gastropathy in rats following oral administration of plant (Eugenia jambolana, Mucuna pruriens and Tinospora cordifolia) extracts. Indian J Exp Biol 2002; 40:273-276.

53. **Golbabapour S et al.**Acute toxicity and gastroprotective role of M. pruriens in ethanol-induced gastric mucosal injuries in rats. Biomed Res Int 2013; 2013: 974185.

54. **Suresh S, Prakash, S.**Effect of Mucuna pruriens (Linn.) on sexual behavior and sperm parameters in

streptozotocin-induced diabetic male rat. J Sex Med 2012; 9:3066-3078.

55. **Suresh S, Prithiviraj E, Prakash S.***Dose- and time-dependent effects of ethanolic extract of Mucuna pruriens Linn. seed on sexual behaviour of normal male rats.* J Ethnopharmacol 2009; 122:497-501.

56. **Singh AP et al.***Mucuna pruriens and its major constituent L-DOPA recover spermatogenic loss by combating ROS, loss of mitochondrial membrane potential and apoptosis.* PLoS One 2013; 8:e54655.

57. **Ahmad MK et al.***Effect of Mucuna pruriens on semen profile and biochemical parameters in seminal plasma of infertile men.* Fertil Steril 2008; 90:627-635.

58. **Shukla KK et al.***Mucuna pruriens improves male fertility by its action on the hypothalamus-pituitary-gonadal axis.* Fertil Steril 2009; 92:1934-1940.

59. **Champatisingh D et al.***Anticataleptic and antiepileptic activity of ethanolic extract of leaves of Mucuna pruriens: A study on role of dopaminergic system in epilepsy in albino rats.* Indian J Pharmacol 2011; 43:197-199.

60. **Scirè A et al.***The belonging of gpMuc, a glycoprotein from Mucuna pruriens seeds, to the Kunitz-type trypsin*

inhibitor family explains its direct anti-snake venom activity. Phytomedicine 2011; 18:887-895.

61. **Hope-Onyekwere NS et al.***Effects of Mucuna pruriens protease inhibitors on Echis carinatus venom.* Phytother Res 2012; 26:1913-1919.

62. **Fung SY, Tan NH, Sim SM.***Protective effects of Mucuna pruriens seed extract pretreatment against cardiovascular and respiratory depressant effects of Calloselasma rhodostoma (Mala7yan pit viper) venom in rats.* Trop Biomed 2010; 27:366-372.

63. **Fung SY et al.***Effect of Mucuna pruriens Seed Extract Pretreatment on the Responses of Spontaneously Beating Rat Atria and Aortic Ring to Naja sputatrix (Javan Spitting Cobra) Venom.* Evid Based Complement Alternat Med 2012; 2012:486390.

64. **Fung SY et al.***Mucuna pruriens Linn. seed extract pretreatment protects against cardiorespiratory and neuromuscular depressant effects of Naja sputatrix (Javan spitting cobra) venom in rats.* Indian J Exp Biol 2011; 49:254-259.

65. **Manyam BV.***Paralysis agitans and levodopa in "Ayurveda": ancient Indian medical treatise.* Mov Disord 1990; 5:47-48.

66. **Ovallath S, Deepa P.**_The history of parkinsonism: descriptions in ancient Indian medical literature._ Mov Disord 2013; 28:566-568.

67. **Manyam BV, Sánchez-Ramos JR.**_Traditional and complementary therapies in Parkinson's disease._ Adv Neurol 1999; 80:565-574.

68. **Nagashayana N et al.**_Association of L-DOPA with recovery following Ayurveda medication in Parkinson's disease._J Neurol Sci 2000; 176:124-127.

69. **González Maldonado R.**_Tratamientos heterodoxos en la enfermedad de Parkinson, 2013._Amazon.es.

70. **Misra L, Wagner H.**_Extraction of bioactive principles from Mucuna pruriens seeds._ Indian J Biochem Biophys 2007; 44:56-60.

71. **Vaidya AB et al.**_Treatment of Parkinson's disease with the cowhage plant-Mucuna pruriens Bak._Neurol India 1978; 26:171-176.

72. **González Maldonado R.**_El extraño caso del Dr. Parkinson._ Grupo Editorial Universitario. Granada, 1997. : s.n.

73. **Parkinson's Disease Study Group, PDSG.***An alternative medicine treatment for Parkinson's disease: results of a multicenter clinical trial. HP-200 in PD Study Group.* J Altern Complement Med 1995; 1:249-255.

74. **Manyam BV.***Beans (Mucuna pruriens) for Parkinson's disease: an herbal alternative.* www.parkinson.org/beans.htem (2003).

75. **Suchowersky O et al.***Practice Parameter: Neuroprotective strategies and alternative therapies for Parkinson disease (an evidence-based review). Report of the Quality Standards Subcommittee of the American Academy of Neurology.* Neurology 2006; 66:976-972.

76. **Hussian G, Manyam BV.***Mucuna pruriens proves more effective than L-DOPA in Parkinson's disease animal model.* Phytotherapy Research 1997; 11:419–423.

77. **Behari M et al.***Experiences of Parkinson's disease in India.* Lancet Neurol 2002; 1:258-262.

78. **Lieu CA et al.***A water extract of Mucuna pruriens provides long-term amelioration of parkinsonism with reduced risk for dyskinesias.* Parkinsonism Relat Disord 2010; 16:458-465.

79. **Pathan AA et al.***Mucuna pruriens attenuates haloperidol-induced orofacial dyskinesia in rats.* Nat Prod Res 2011; 25:764-771.

80. **Lampariello LR et al.***The Magic Velvet Bean of Mucuna pruriens.* J Tradit Complement Med 2012; 2:331-339.

81. **Kasture S et al.***Assessment of symptomatic and neuroprotective efficacy of Mucuna pruriens seed extract in rodent model of Parkinson's disease.* Neurotox Res 2009; 15:111-122.

82. **Yadav SK et al.***Comparison of the neuroprotective potential of Mucuna pruriens seed extract with estrogen in 1-methyl-4-phenyl-1,2,3,6-tetrahydropyridine (MPTP)-induced PD mice model.* Neurochem Int 2014; 65:1-13.

83. **Dhanasekaran M, Tharakan B, Manyam BV.***Antiparkinson drug--Mucuna pruriens shows antioxidant and metal chelating activity.* Phytother Res 2008; 22:6-11.

84. **Tharakan B et al.***Anti-Parkinson botanical Mucuna pruriens prevents levodopa induced plasmid and genomic DNA damage.* Phytother Res 2007; 21:1124-1126.

85. **Yadav SK et al.***Mucuna pruriens seed extract reduces oxidative stress in nigrostriatal tissue and improves neurobehavioral activity in paraquat-induced Parkinsonian mouse model.* Neurochem Int 2013; 62:1039-1047.

86. **Lees A, Olanow WC, Der Giessen RV, Wagner H.***Mucuna pruriens and extracts thereof for the treatment of neurological diseases.* Patent WO 2004039385-A2, 2004, May 13.

87. **Mahajani SS et al.***Bioavailability of L-DOPA from HP-200 : a formulation of seed powder of Mucuna pruriens (Bak) : a pharmacokinetic and pharmacodynamic study.* Phytotherapy Research 1996; 10:254-256.

88. **Pruthi SC, Pruthy P.***Ayurvedic composition for the treatment of disorders of the nervous system including Parkinson's disease.* Patent US 6106839 A. https://www.google.com/patents/US6106839.

89. **Manyam BV, Dhanasekaran M, Cassady JM.***Anti-Parkinson's disease pharmaceutical and method of use.* United States Patent 20050202111-A1. http://www.freepatentsonline.com/y2005/0202111.html.

90. **González Maldonado R.***Parkinson y estrés.*CreateSpace 2013, Amazon.

91. **González Maldonado R.** *Conjeturas de un neurólogo que escuchó a mil parkinsonianos.*CreateSpace 2014, Amazon.

92. **Munhoz RP, Teive HA.***Darkening of white hair in Parkinson's disease during use of levodopa rich Mucuna pruriens extract powder.* Arq Neuropsiquiatr 2013; 71:133.

93. **Infante ME et al.***Outbreak of acute toxic psychosis attributed to Mucuna pruriens.* Lancet 1990; 336:1129.

94. **Bertoldi M, Gonsalvi M, Voltattorni CB.***Green tea polyphenols: novel irreversible inhibitors of dopa decarboxylase.* Biochem Biophys Res Commun 2001; 284:90-93.

95. **Kang KS et al.***Dual beneficial effects of (-)epigallocatechin-3-gallate on levodopa methylation and hippocampal neurodegeneration: in vitro and in vivo studies.* PLoS One 2010; 5(8):e11951. doi: 10.1371/journal.

96. **Guo S et al.***Protective effects of green tea polyphenols in the 6-OHDA rat model of Parkinson's disease through inhibition of ROS-NO pathway.* Biol Psychiatry 2007; 62:1353-1362.

97. **Hinz M, Stein A, Uncini T.**_Relative nutritional deficiencies associated with centrally acting monoamines._ Int J Gen Med 2012; 5:413-430.

98. **Hinz M, Stein A, Uncini T.**_Amino acid management of Parkinson's disease: a case study._ Int J Gen Med 2011; 4:165-174.

99. **Kim TH et al.**_Herbal Medicines for Parkinson's Disease: A Systematic Review of Randomized Controlled Trials._ PLoS ONE 2012; 7: e35695. doi:10.1371.

100. **Lyytinen J et al.**_Entacapone and selegiline with L-dopa in patients with Parkinson's disease: an interaction study._ Parkinsonism Relat Disord 2000; 6:215-222.

101. **Cassani E et al.**_Natural therapy: Mucuna pruriens. A possible alternative in developing countries._ 18th Movement Disorders Society Meeting, Stockholm, june 2014.

102. **Cassani E et al.** _Mucuna pruriens: A new strategy for Parkinson's disease treatment in Africa. An update._ 18th Movement Disorders Society Meeting, Stockholm, june 2014.

TABLA DE CONTENIDO

166

167

FINIS